Gedenktage der Psychiatrie

und ihrer

Hülfsdisciplinen in allen Ländern.

Gedenktage der Psychiatrie

und ihrer

Hülfsdisciplinen in allen Ländern.

Von

Dr. Heinrich Laehr.

Zweite vermehrte und verbesserte Auflage.

Berlin.

Druck und Verlag von Georg Reimer.

1887.

Vorrede zur ersten Auflage.

Historische Studien erfreuen sich in den ärztlichen Disciplinen z. Z. nicht besonderer Gunst, auch nicht in dem jüngsten Zweige der Heilkunde, der Psychiatrie. So jung derselbe aber auch sein mag, so haben sich doch schon eine Reihe von geschichtlichen Irrthümern eingeschlichen, und die Besorgniss macht sich geltend, dass jene sich fortpflanzen und steigern, wenn nicht die Thatsachen selbst rechtzeitig und aufs Neue festgestellt werden.

Der Verfasser der nachfolgenden kleinen Schrift, mit einer Arbeit umfassenderen Inhalts beschäftigt, war in die Nothwendigkeit versetzt, Zahlen festzustellen und solche zu sammeln, welche für die Entwicklung der Psychiatrie von mehr oder minderer Bedeutung sind. Es stellte sich dabei sehr überraschend heraus, wie in der Literatur sehr verschiedene Angaben betreffs der Zeitangaben sich finden, selbst, was das Leben hervorragender Persönlichkeiten betrifft, z. B. Reil, Esquirol, Conolly, Pinel, Ch. Bell, Leibnitz, Falret, Eschenmayr etc., und es bedurfte oft mühevoller Nachforschungen, um sie richtig zu stellen. Selbst die letzteren gaben zuweilen noch unsichere Resultate oder waren bisher nicht zu ermitteln.

Man mag den Einwurf erheben, dass die Feststellung von Tagen in der Geschichte wenig Werth habe und die dazu erforderliche Mühe mit dem erlangten Resultate nicht genügend in Einklang stehe. Aber abgesehen davon, dass Gedenktage auch einen ethischen Werth beanspruchen, Männer und Thatsachen dem Gedächtniss aufbewahrt werden sollen, welche auf die Entwicklung mehr oder weniger Einfluss gehabt haben, muss es als principieller Grundsatz gelten, dass die der Geschichte zu Grunde liegenden Zahlen nicht sicher genug festgestellt werden können, weil eine andere Methode Irrthümern aller Art die Thore öffnet.

Ebenso mag man einwenden, dass die nachfolgende Zusammenstellung quantitativ noch sehr unvollkommen sei. Dieser Vorwurf wird von Niemandem mehr als dem Verfasser empfunden. Aber eine in der Entwicklung begriffene Disciplin bringt immer neue Thatsachen mit sich und ich hoffe, was die Vergangenheit betrifft, mir durch diese Mittheilung neue Freunde und Gönner zu erwerben, die mir aus den verschiedenen Ländern Lücken ausfüllen helfen. Vieler Hülfe ist dazu nöthig, da die vorhandene Literatur nur spärliche Aushülfe gewährt.

Ich halte mich für verpflichtet, das Vorhandene zu veröffentlichen, schon aus Dank für diejenigen, die mich seit Jahren unterstützt haben, und die nun auch sehen wollen, welches Resultat ihre Hülfe gehabt hat. Ohne dies würden sie müde werden, mir ferner hülfreich zu sein. Ich betrachte die Herausgabe dieser Blätter als einen Entwurf, welcher es ihnen klar legt, worauf es mir ankam. Ich hoffe, dass manches Ereigniss zu weiteren selbständigen Forschungen anregt.

Es wird endlich der Vorwurf nicht ohne Berechtigung sein, dass der Werth der angegebenen Thatsachen sehr verschiedenartig sei. Mancher wird nicht blos vieles vermissen, sondern auch manches überflüssig finden und glauben, dass mehr Sichtung Noth gewesen sei. Aber es erschien mir vorzuziehen, dass im ersten Entwurf möglichst Alles aufgeführt werde, was ich vorfand und was ich ermittelte. Viele Daten haben zur Zeit allerdings mehr persönlichen Werth, erinnern aber an die geschichtliche Entwicklung unserer Disciplin, für die jedes redliche Streben Berücksichtigung findet. Bei deren so raschen Entwicklung ist keine Arbeit vergeblich gewesen; Vieler Eifer hat mitgewirkt, und es ist nicht jedem vergönnt, trotz harter Arbeit glänzende Strahlen nach aussen zu werfen. Keine Disciplin hat einen solchen Umfang wie die Psychiatrie, zu deren Entwicklung jeder sein Schärflein beitragen kann und beiträgt.

Indem ich denen meinen Dank ausspreche, welche mich bisher untersützten, und darauf hoffe, dass sie und neue Helfer aus Interesse für die Sache mir mit ferneren Angaben von Thatsachen hülfreich sind, auch wenn sie nur die Jahreszahl und nicht den Tag angeben, empfehle ich das Dargereichte wie das zu Hoffende dem Wohlwollen der Leser.

Mai 1885.

Dr. H. Laehr.

Vorrede zur zweiten Auflage.

Den aus der ersten Auflage herübergenommenen nochmals revidirten resp. berichtigten 949 Nummern dieses Buches sind in vorliegender zweiter Auflage 497 neu hinzufügt worden.

Je vollständiger diese Sammlung wird, desto mehr nähert sie sich dem Ziele, welches der Unterzeichnete sich gestellt hat,

Aus der Vergangenheit entwickelt sich die Gegenwart, aber jene will klar gelegt werden, um nicht zu Irrthümern zu führen, und mancherlei noch jetzt landläufige und doch irrthümliche Anschauungen fordern zur Klarlegung auf.

Die historische Forschung gehört ebenso zu den wissenschaftlichen Aufgaben, welche die Psychiatrie sich stellen muss, als andere Zweige und Hilfsdiciplinen derselben. Je weiter sie sich entwickelt, je sicherer ihre Resultate werden, je mehr Mitarbeiter sich ihr zuwenden, und je mehr sie Gemeingut aller Aerzte wird, desto erkennbarer wird ihre Bedeutung hervortreten, die jetzt im Ganzen noch unterschätzt wird.

Möge die vorliegende zweite Ausgabe der Sache noch mehr und wärmere Freunde unter den Fachgenossen erwecken! Das Inhaltsverzeichniss und in ihm das der Gruppen ist rasch zu übersehen, so dass es Jedem leicht wird, aus dem engeren Kreise seiner Thätigkeit Angaben zu berichtigen oder durch neue Thatsachen zu ergänzen.

Auch diese neue Ausgabe sei daher der Aufmerksamkeit und dem Wohlwollen der Leser empfohlen.

Schweizerhof, Stat. Zehlendorf.

Nov. 1886.

Dr. Heinrich Laehr.

Inhalt.

1. Personennamen.

2. Ortsnamen.

3. Sachliche Bezeichnungen.

Brände.

Epilepsie.

Gesetze.

Hilfsvereine.

Idiotie.

. Klinik.

Kolonien.

Psychiatrische Vereine.

Todesfälle.

Trunksucht.

Irre Verbrecher.

Unglücksfälle.

Zeitschriften.

Correcturen.

S. 7 Z. 20 v. o. l. Girolami.
S. 9 Z. 4 v. u. l. 1561.
S. 10 Z. 21 v. o. Geb. 8. Juni 1822.
S. 15 Z. 6 v. u. Geb. 3. Januar 1811.
S. 22 Z. 11 v. u. 1873.
Z. 4 u. 5. v. o. fallen fort.
S. 30 Z. 22 v. o. († 1859).
S. 36 Z. 14 v. u. l. 1841.
S. 37 Z. 3. 4. 5. cf. 11. Sept.
S. 40 Z. 18 v. u. 1809.
S. 41 Z. 5 v. u. statt Tettnang l. Pfingstweide.
S. 49 Z. 16. 17 v. o. fallen fort.
S. 50 Z. 16 v. o. l. Shropshire.
Z. 20 v. o. l. 4. August.
S. 51 Z. 3 v. u. Lappvick.
S. 54 Z. 1 v. u. 1716.
S. 55 Z. 18 v. u. Lappvick.
S. 56 Z. 10 v. u. Geb. 1. Sept. 1806.
Z. 11 v. o. Martini geb. 11. Juli.
S. 62 Z. 1 v. u. l. Mittermaier.
S. 64 Z. 1 v. o. 9. August 1755.
S. 71 Z. 9. 10 cf. 6. Mai.
Z. 14 v. u. 10. Sept. 1863.
S. 70 Z. 6 v. o. 1780.
S. 76 Z. 15 v. u. statt L. Dahl Ule Sandberg.
S. 86 Z. 10 v. u. 1796.
S. 87 Z. 10. 11 v. o. 1. Sept.
S. 90 Z. 12 v. u. vgl. geb. 17. Januar 1803.
S. 94 Z. 17 v. o. Evrard.

Januar.

1. 1687 Einrichtung einer Irrenpflege-Abth. bei dem Leprahospitale **Kronoby** nahe der Stadt Wasa, Finnland. Aufgehoben 1841.

1771 Einrichtung des Leprahospitals **Sjåhló** nahe von Åbo, Finnland, zu einer Irrenpflegeanstalt. Erweitert 1850.

1787 Eröffnung des jetzigen Hospitals **St. Luke** in London mit 110 Kr. Neubau, ausgeführt von G. Dance, dem Erbauer von Newgate, für 50,000 Lstr. Bau begonnen 1782.

1809 Eröffn. der Irrenanst. zu **Pontorson,** Dép. Eure-et-Loire, Frankr.

1824 Eröffn. der Irrenabth. der Anst. **Alexanderhöhe** b. Riga, Russl.

1825 Eröffn. der Irrenabtheil. des allgemeinen Krankenhauses zu **Poitiers,** Dép. Vienne, Frankr.

Eröffn. der Irrenheilanst. **Siegburg,** Rheinpr., unter Dir. Dr. M. Jacobi. Erste Anstalt in Deutschland, deren Direction der Arzt erhielt. Aufgelöst am 1. Mai 1878. Die Kr. übersiedelten in die neue Anstalt zu Düren. Die alten Gebäude werden zu einem Gefängniss benutzt.

1829 Eröffn. eines Schutzvereins zu **Wiesbaden** für die aus der Irrenanst. zu Eberbach entlassenen Geisteskranken unt. Dir. Lindpaitner. Man beobachtete darnach eine Minderung der Recidive.

Eröffn. des „Ospizio di Santo Benedetto“ in Pesaro, Ital.

Eröffn. der Grafschafts-Irrenanst. **Suffolk,** Engl.

Geb. Dr. **A. J. Linas**, Méd. insp. der Irrenanst. des Seine-Dép. in Frankr.; psych. Schriftsteller, zu Paris († Nov. 1881).

1833 Eröffn. der Grafsch. Irrenanstalt zu **Kent**, Engl.

1835 Eröffn. der Irrenbewahranst. zu St. Thomas bei **Andernach** Rheinpr., für 20 Kr.

1836 Eröffn. des neuen Asyls St. Jaques zu **Nantes**, Dép. Loire-Inferieure, Frankr.

1839 Eröffn. der Irrenabth. des Cantonspitals zu **Münsterlingen**, Schweiz, unter Dr. Brenner, für 150 Kr.

1841 Gründ. der **„Allgemeinen Zeitschrift für Psychiatrie“** Deutschland, durch Damerow, Flemming, Roller.

Eröffn. des „Pennsylvania Hospital for the Insane“ zu **Philadelphia**, Amer., unter Dir. Dr. Th. S. Kirkbride, für 500 Kr.

Eröffn. des „Asylum for the Insane“ zu Toronto.

1842 In Belgien erscheinen „Ann. méd. lég.“ unter Dr. Crommelinck und Dejaeghère, worin ein besonderer Theil den Geisteskrankheiten gewidmet ist.

1848 Eröffn. der **psychiatrischen Klinik zu Jena**, durch Prof. Dr. Kieser.

1848 Erscheinen der Zeitschrift **„The J. of Psych. Med. and Mental Pathology by Forbes Winslow“**, London, J. Churchill, in England. 4 Hefte.

1849 Eröffn. der neuerbauten Pflegeanst. für Frauen zu **Hildesheim**, Hannover, unter Dir. Dr. Bergmann.

1851 Eröffn. von **„Rainhill** Asylum“ bei Liverpool, für die Grafsch. Lancashire, Engl. mit 400 Betten unter Dir. Eccleston, welchem 1853 Dr. O. Cleaton folgte.

Eröffn. der Lancashire Grafschaftsanst. zu **Prestwich**, Engl., unter Dr. Holland, für 512 Kr.

1852 Eröffn. der Irrenheil- und Pflegeanst. **Karthaus Prüll** bei Regensburg, unter Dir. Dr. Kiderle.

Eröffn. der Irrenanst. **Quatre-Mares** bei Rouen, Frankr., unter Dr. Dumesnil.

Eröffn. der Privat-Irrenheilanst. in **Ofen**, Ungarn, durch Dir. Dr. Schwartzer.

1853 Eröffn. des Asile dép. de la Grimandière zu **Roche-sur-Yon,** Dép. Vendée, Frankr., nach Plänen von Dr. Ferrus, unter Dr. Dragon, mit viel Ackerbau.

Eröffn. von „Bucks County Asylum" zu **Stone** bei Aylesbury, Engl., unter Dir. W. Millar.

„The **Americ. Psycholog. J.** Devoted chiefly to the elucidation of mental pathology and the medical jurisprudence of insanity. Conducted by Edward Mead, Cincinati Bimonty." (Erschien nur dieses Jahr.)

1856 Eröffn. des Dép.-Asyls zu la **Roche-Gandon,** Dép. Mayenne, Frankr.

1858 Eröffn. der Idiotenanst. **„La Haye"** in Holland durch frei-, willige Beiträge (für 66589 frcs.) für 70 Kinder.

1859 Eröffn. des **Nova Scotia** Hospital for Insane bei Halifax, N. Y., Amer.

Gründ. des **„Irrenfreund"** durch Dir. Dr. **Koster,** später **Brosius.**

1861 Eröffn. von **„Texas State Lunatic Asylum"** zu Austin, Texas, für 550 Kr. unter Dir. D. A. N. Denton.

Es erscheint **„J. de médicine mentale** par **Delasiauve"** zu Paris bei Victor Masson; geschlossen Ende 1870.

1862 Eröffn. der Irrenanst. zu **Bonneval,** Dép. Eure-et-Loire, Frankr.

Eröffn. der Heilanst. **La Métairie** bei Nyon, Schweiz, unter Dr. Lony, 1867 Dr. Güter.

Eröffn. der Irrenanst. zu **Imola,** Ital.

1863 Eröffn. der neuen Irrenanst. der Insel Cuba zu **Havanna** für 500 Kr. unter dem 1. ärzt. Dir. Dr. J. Munoz. Kosten: 800000 Piaster.

1867 Eröffn. der Irrenanst. zu **Prémontré,** Dép. Aisne, Frankr.

Es erscheint in New-York „The quarterly **J. of psychological medicine** and medical jurisprudence by Dr. William **A. Hammond.**

1868 Eröffn. des Asile de **Ville Evrard,** Dép. Seine, Frankr.

1869 Eröffn. der Privatheilanst. für Gemüthskranke zu **Charlottenburg** bei Berlin unter Dir. Dr. Edel.

1871 Eröffn. der Privat-Heil- u. Pflegeanst. für Nerven- u. Gemüthskranke zu **Bendorf,** Rheinpr., durch Dr. Colmant mit 202 Betten.

1872 Eröffn. der städt. Irrenanst. **Rothenberg** bei Riga unter Dir. Dr. Brutzer. Vorher seit 1862 Privatanst. (Gründ. d. 12. Dec.)

1874 Eröffn. der Priv.-Heilanst. zu **Blankenburg** in Thüringen durch Dir. Dr. Schwabe.

1876 Die Irrenanst. bei **Schleswig,** Schleswig-Holstein, bis dahin Staatsanstalt, wird unter Dir. Dr. Rüppel von den Provinzialständen übernommen.

1879 Eröffn. des „Second Minnesota Hospital for the Insane" zu **Rochester,** Minnes., Amer., unter Dir. Dr. J. E. Bowers für 350 Kr.

1880 Emulgation des **Gesetzes** in **England,** wodurch Gewohnheitstrinker auf 6 Monate gegen ihren Willen in einer retreat festgehalten werden können, in welche sie sich freiwillig begaben. Das Gesetz erlischt 1890.

1881 Das 1. Heft des „**l'Encephale,** J. des mal. ment. et nerv. par **B. Ball** et **J. Luys,** Paris" erscheint.

1883 Eröffn. der Idiotenanst. zu **Eastcote,** Hampton Wick, Middlesex, Engl., unter Dir. Langdon Down für Erziehung und Behandlung männlicher Kinder, welche an Neurose und körperlicher Schwäche leiden.

1884 Alt. St. Eröffn. der Privatanst. für Nervenkr. zu **Riga,** Russl., unt. Dir. Dr. Holst.

1885 Alt. St. Eröffn. der städtischen Irrenpflegeanst. „Pantalaimonshospital" zu **St. Petersburg** für 500 Kr. unt. Dir. Dr. Tschetschott.

2. 1801 † **J. Kaspar Lavater** (geb. 15. November 1741 zu Zürich), Verf. der „Physiognomische Fragmente, 4 Bände", bei der Eroberung von Zürich durch eine Kugel.

1861 Eröffn. der **Neinstedter** Anstalten, Prov. Sachsen, für Idioten unter Inspector Pastor Kobelt. Gegründet unter hervorragender Mithilfe von Frl. Joh. Nathusius. Aus 3 grossen Häusern in Neinstedt, Detzel und Thale.

1862 Eröffn. der Idiotenanstalt zu **Langenhagen,** Hannover, unter Dir. Dr. Kind aus öffentl. Beiträgen.

1863 Eröffn. von „Cumberland und Westmoreland Asylum" zu **Near Carlisle,** Engl. unter Dir. Dr. Kirkman, welchem nach 1 Jahre Dr. S. Clouston, nach 10 Jahren Dr. A. Campbell folgte.

1866 Eröffn. der neuerbauten Irrenheil- und Pflegeanst. zu **Heppenheim,** Grossherz. Hessen, unter Dir. Dr. Ludwig.

1867 † Dr. **Klotz,** Hausarzt der Irrenheilanst. Sonnenstein, Königr. Sachsen, an Apopl. (geb. 13. Februar 1802).

1876 Eröffn. des „Asyles Kreuzhilfe" bei Thale im Harz für Erziehung, Heilung und Pflege weibl. Blödsinnigen und kleiner Knaben, Pflege **Epileptischer** weibl. Geschlechts, vom Neinstedter Elisabethstifte gegründet, mit 75 Betten unt. Frl. Ad. von Bonin.

1877 Eröffn. des „Kings County Hospital for Incurables" zu **Flatush, Long Island,** N. Y., Amer., unter Dir. Dr. John C. Shaw, für 376 Kr.

1882 In **Paris** verordnet ein Decret die Errichtung einer **Klinik** für Nervenkrankheiten und ernennt dazu Dr. **Charcot,** Prof. der path. Anat. zu Paris.

3\. 1811 Geb. Prof. Dr. **von Rinecker,** Dir. der psychiatr. Klinik in Würzburg († 21. Febr. 1883).

1850 † Dr. **S. B. Woodward,** Dir. des Asyles zu Worcester, Amer., zu Northampton an Aneur. 1. Präsident der Assoc. of Med. Sup. of Americ. Inst. for the Insane. (Geb. 10. Juni 1787).

1878 Erweiterung der Irrenheilanst. Friedrichsberg bei **Hamburg** durch Neubau einer Irrensiechenanst. unter Dr. Reye.

1882 Eröffn. des „Rubery Hill Asylum" bei **Bromsgrove,** Worcestershire, Engl., unter Dir. Dr. Syle.

4\. 1833 Eröffn. von „Kent County Lunatic Asylum" zu **Barming Heath** b. Maidstone, Engl., unter Dir. Mr. Poyndar.

1877 50j. Amtsjub. des Dir. Dr. **Ch. Roller** in Illenau, Baden.

1878 † Dr. **Ch. Roller,** Dir. der Heil- und Pflegeanst. in Illenau, Baden (geb. 11. Januar 1802).

1879 Eröffn. von „Dr. Svetlin's Privatheilanst. für Gemüthskranke" in **Wien,** Oesterr.

6\. 1851 † Dr. **Fr. Leuret,** Dir. in Bicêtre-Paris, zu Nancy (geb. 29. Dec. 1797).

1854 Die Irrenanst. zu **Bergen,** Norw., brannte Nachts ab.

22 Kr. verbrannten, 241 retteten sich nothdürftig. Ursache unbekannt.

1875 50j. Jubiläum der Irrenanst. zu **Siegburg**, Rheinpr., unter Dir. Dr. W. Nasse.

1882 Dr. **Adams**, Hilfsarzt in der Irrenanst. zu Kalamazan, Michigan, Amer., von einem Kranken mit einem Messer **erstochen**, ein Wärter schwer verwundet.

7\. 1830 Eröffn. der neuerbauten Irrenheilanst. **Sachsenberg**, Meckl., des ersten Neubaues einer Heilanst. in Deutschl., unter Dir. Dr. C. Flemming.

8\. 1764 Geb. Dr. **Fr. E. Fodéré**, Arzt der Irrenanst. Marseille, Frankr. († 4. Febr. 1835).

1809 Geb. Prof. Dr. **Brenner**, Dir. der Irrenanst. zu Basel, Schweiz († 31. Oct. 1875).

9\. 1881 † Dr. **C. Karuth**, Dir. der Prov.-Irrenanst. zu Sorau, Prov. Brandenburg, an Darmverschlingung (geb. 1809).

10\. 1780 Geb. Dr. **K. Hohnbaum**, Verf. von „Psychische Gesundheit und Irrseyn in ihren Uebergängen“, Mitred. der Nasse'schen Zeitschr. f. psych. Aerzte, zu Coburg († 17. Sept. 1855).

1878 † Dr. **A. Guérin du Grand-Launay**, 90 J. alt, zu Angers, von 1829—1844 Gründer und Dir. einer Privatanstalt, welche er aufgab und Dir. der Irrenanst. zu St. Dizier wurde.

1884 † Dr. **W. H. Parsey**, Dir. des „Warwick County Lunatic Asylum“ zu **Halton** bei Warwick, Engl. Unter ihm wurde 1852 auch die Anstalt für 200 Kr. eröffnet. Jetzt 670 Kr. mit separatem Gebäude für Idioten.

11\. 1802 Geb. Dr. **Ch. Roller**, Dir. der Irrenanst. Illenau, Baden, zu Pforzheim († 4. Jan. 1878).

1855 † Dr. **Warneford**, hauptsächlichster Begründer von „Warneford Lunatic Asylum“ zu Headington Hill, Headington, Oxon., Engl., wozu er 70,000 Pf. St. beisteuerte.

1876 † Dr. **L. Ch. Mérier**, Dir. der Irrenanst. zu Armentières, Frankr., am Schlagfluss (geb. 8. Mai 1804).

12\. 1841 † Dr. **Ch. H. Marc**, Leibarzt zu Paris, Verf. von „De la folie considerée dans ses rapports avec les questions méd.-judiciaires. Paris, 1840 2 Vol.“ (geb. 4. Nov. 1771).

1842 Eröffn. des „Établissement pour femmes alienées“ zu **St. Crond**, Prov. Limburg, Belgien, mit 12 Frauen unter der Priorin Judith Proost.

1882 † Dr. **Runge**, dirig. Arzt der Wasserheilanst. zu Nassau, 47 J. alt, an Apoplexie.

1882 Eröffn. der Prov.-Irrenanst. zu **Bonn**, Rheinprov. unter Dir. Dr. W. Nasse für 300 Kr.

13. 1867 Es **brannte** 9 Uhr Morg. die Irrenanst. zu **Luxemburg** gänzlich ab. Ein Krank. soll das Feuer angelegt haben. Alle gerettet.

14. 1830 Eröffn. der Irrenheilanst. zu **Leubus**, Schles., unter Dir. Dr. Martini (die Pensionsabtheilung am 14. Jan., die öffentliche am 4. Febr.).

1848 Das neuerbaute, aber noch nicht mit Kranken belegte Zellengebäude (Tobabtheil.) des zu einer kantonalen Irrenanst. umgewandelten früheren Benediktinerklosters Pfäfers, **St. Pirminsberg**, Schweiz, **brannte** ab.

1878 † **Giuseppe Girolani**, Rom, Prof., Dir. (geb. 9. Oct. 1809).

15. 1855 Eröffn. des „Government Hospital for the Insane“ zu **Washington**, District of Columbia, Amer., unter Dir. Dr. Nichollos, für 180 Kr.

1870 In der Irrenanst. zu **Rom**, jenseits des Tiber, wird ein junger Assistenzarzt von einem Kranken mit einer Scheere tödtlich verwundet und entmannt.

16. 1807 Geb. Dr. **Isaac Ray**, Dir. des Butler Hospital zu Providence, Rhode Island, Amer., zu Beverly, Mass. († 31. März 1881.)

1843 Eröffn. des „New York State Lunatic Asylum“ zu **Utica**, N. Y., unter Dir. Dr. A. Brigham, der bis zu seinem Tode dort blieb, für 600 Kr. mit 3 Stockw. und 130 Ack. Land. Jetzt Dr. J. P. Gray.

17. 1773 Geb. Dr. **J. C. Heinroth**, Prof. der Psychiatrie zu Leipzig († 26. Oct. 1843).

1798 Das Kgl. Generaldirectorium verfügt, dass die Zahl der Kranken in der neu zu erbauenden Irrenanst. zu **Neu-**

ruppin für die Kurmark der Prov. Brandenburg auf 100 festgestellt wird.

1814 Geb. Dr. **H. Neumann,** Prof. der Psychiatrie an der Univ. Breslau und Dir. der psychiatrischen Klinik daselbst († 10. Oct. 1884).

1816 Eröffn. des St. Hans-Hospital bei **Kopenhagen,** Dänem., unter Dir. Dr. Seidelin. Erster Neubau einer Irrenanst. in Dänem., für 150 Kr. Plan angeblich von Esquirol.

18. 1838 Eröffn. der Prov.-Irrenanst. zu **Owinsk,** Prov. Posen, unter Dir. Dr. Beschorner. Umbau und Neubau 1879.

1864 In der Irrenanst. zu **Winnenthal,** Württ., fangen im Trockenlocale Gegenstände Feuer. Bald gelöscht.

19. 1808 Geb. Dr. **Charrière,** Dir. des Asyls zu Fains, Meuse, Frankr., zu Vallon († 10. Juli 1867).

1879 † Dr. **N. M. Jacubowitsch,** Prof. in St. Petersburg, Verf. vieler Schriften über die feinere Structur des Gehirns und Nervensystems, 63 J. alt.

1885 Die Irrenanst. zu **Kankakee,** Illinois, Amer., brannte nieder. wobei 17 Kr. umkamen.

20. 1810 Geb. Dr. **Francis T. Stribling** zu Staunton, Virg., Amer., Dir. des Western Lunatic Asylum, Virg. († 23. Juli 1874).

1818 Geb. Dr. **E. Meyer,** Med.-Rath und Dir. der Irrenanst. Brake. Lemgo, Lippe-Detmold, Deutschl. († 9. Mai 1884).

1850 50j. Jubiläum von Prof. Dr. **Fr. Nasse** in Bonn, Rheinpr.

1883 † Dr. **O. Weyert,** Dir. der Prov.-Irrenanst. zu Owinsk, Posen, an schwerem Hirnleiden, 47 J. alt.

21. 1875 Gründung des **Schlesischen Hilfsvereins** für Geisteskr. unter Dir. Dr. Jung.

Die Heilanst. **Winnenthal,** Württemberg, wird gleichzeitig Pflegeanst. unter Dir. Dr. Zeller.

1881 Attentat eines Kranken in der Irrenanst. **St. Anne** zu Paris auf den Assistenten Boyer durch eine Nagelscheere ohne schwere Verletzung am Kopfe. Die Scheere war dem Kranken durch seine Frau heimlich bei einem Besuche überreicht worden.

1884 Ein Kranker erschlug in der Irren-Siechenanst. zu **Dalldorf** bei Berlin den Wärter, der die Nachtwache hatte und sich im Schlafsaale, worin ein anderer Wärter mit 8 Kranken schlief, auf einem leeren Bette ausruhen wollte, mit einem Schrubber.

22. 1560 Geb. **Francis Bacon** von Verulam (Naturphilosoph), Engl. († 9. Apr. 1626).

1871 † Dr. **Et. Fr. Mitivié** zu Ivry bei Paris, Arzt der Salpêtrière und der Privatirrenanst. zu Ivry, an Pneumonie (geb. 1. Nov. 1796).

23. 1886 † Dr. **Ed. Lorent,** fr. Dir. der Irrenanst. zu Bremen (geb. 10. April 1809).

24. 1804 Kloster **Marienfeld,** Westphal., wird zur ersten Irrenanst. in dieser Prov. bestimmt. Beschluss später aufgehoben.

1886 Das Armenhaus zu **Jackson,** Michigan, Amer., brannte ab. Mehrere Irre verbrannten. Feuer aus der Küche. Wasserbehälter leer. Temper. —10° R.

25. 1860 Eröffn. des „Michigan State Retreat“ zu **Detroit,** Michig., Amer. für 100 Kr. Kathol. Institut. Unter J. G. Johnson.

1869 Eröffn. des Asyls **Vaucluse,** Dép. de la Seine, Frankr.

1874 Special-Reglement zur Reorganisation der Colonie **Gheel,** Belgien.

1877 † Dr. **L. F. Lélut,** Arzt der Salpêtrière in Paris (geb. 15. April 1804.)

26. 1874 Eröffn. des „Athens Asylum for the Insane“ zu **Athens,** Ohio, Amer., unter Dir. Dr. A. B. Richardson, für 586 Kr.

1881 † Dr. **St. Chomantowski,** Ordinator der Irrenanst. zu Warschau.

27. 1775 Geb. **von Schelling** zu Leonberg, Württemberg, Philosoph († 20. August 1854).

1879 Eröffn. des „Camden County Asylum“ zu **Blackwood,** New Jersey, Amer., unter Dir. Mrs. Adaline B. Stiles für 100 Kr.

1880 † Dr. **C. Fr. C. Flemming,** emer. Dir. der Irrenanst. Sachsenberg, Schwerin, Meckl., in Wiesbaden (geb. 27. Dec. 1799).

1884 † Dr. **Le Page,** dir. Arzt der Irrenanst. zu Orleans, Frankr., 57 J. alt.

28. 1858 † Dr. **John Septimus,** ärztl. Dir. der Irrenanst. West-Riding, Wakefield, Engl., 41 J. alt.

1870 In der Irrenanst. zu **Winnenthal**, Württ., geräth Mitternachts in einem Gesellschaftszimmer das Gebälk durch einen schadhaften Kamin in Brand. Bald gelöscht.

29. 1801 General-Instruction für das Land-Irrenhaus zu **Neu-Ruppin**, Brandenb.

1814 † **J. G. Fichte,** Philosoph, in Berlin am Nervenfieber (geb. 19. Mai 1762).

1862 † Dr. **J. B. Friedreich,** fr. Prof. in Erlangen, psychiatr. Schriftsteller, in Würzburg, Baiern (geb. 1796).

1864 Der Generalrath des Dép. du Rhône, Frankr., bestimmt, dass aus der überfüllten Irrenanst. l'Antiquaille 100 ruhige Kranke in Familien untergebracht werden.

1867 Erste Sitzung der **Berliner med. psychol. Gesellschaft** unter Prof. Dr. Griesinger.

1875 Es **brannte** die Irrenanst. zu **Beaufort,** Frankr., ab. 3 Kr. verbrannten. Feuer muthmaasslich durch einen Kr. angelegt.

Feuer durch einen Kranken angelegt zerstört die Frauenseite und das Verwaltungsgebäude der Anstalt zu **Quebec,** Amer., wobei 26 Kr. verbrannten.

30. 1856 † Prof. Dr. **H. Meckel** von Hemsbach in Berlin, an Phthisis (geb. 1821 zu Berlin).

1879 † Dr. **J. M. Koeppe,** Prof. und Dir. der Prov.-Irrenanstalten zu Nietleben und Rittergut Altscherbitz, Prov. Sachsen. an Morphiumver-giftung (geb. 26. Mai 1832).

31. 1827 Eröffn. des **Limerick** District Asylum, Irland, für 100 Kr. erbaut mit 29,511 Pfd. St.

Februar.

1. 1752 Eröffn. des Prov. Hospitales zu **Philadelphia,** Amer., durch einige Wohlthäter, an ihrer Spitze Dr. Bond, in einem alten Gebäude mit einigen Zellen für Irre bis 1796. 1841 ein eigenes Gebäude für sie.

1798 Geb. Dr. **A. W. Göricke** zu Paris, Etatsrath, Dir. des St. Hans-Hospitals bei Kopenhagen von 1831—1863 († 1885 den 2. Oct. in Kopenhagen).

1843 Gründung eines Hilfsvereins für genesene weibl. Irre in der Salpêtrière zu Paris unter dem Präsid. Herzog von Liancourt.

1844 Eröffn. der Privatheilanst. für Psychisch-Kranke zu **Pfullingen,** Württemberg, unter Dir. Flamm.

1861 Eröffn. von „City et County Lunatic Asylum" **Stapleton** bei Bristol, Engl. unter Dr. H. O. Stephens.

1869 † Dr. **Fr. Hôspital,** Dir. der Privat-Irrenanst. von St. Marie bei Clermont-Ferrand, Dép. Puy-de-Dôme, Frankr., 65 J. alt.

1880 Eröffn. des „Adam Nervine Asylum" zu **Jamaica Plain,** Massach., Amer., unter Dir. Dr. F. W. Page, für 30 Frauen.

1881 Eröffn. der Colonie „Alteburg" der Privatheilanst. für Psychisch-Kranke zu **Pfullingen,** Württ. unter Dir. Dr. Flamm mit 329 Morg. für 40 Kr.

1883 Eröffn. der Station für Epileptisch-Schwachsinnige in der Idiotenanst. zu **Scheuern** bei Nassau unter Dir. M. D. Horny.

Eröffn. der Anst. f. Epileptische zu **Rath,** Postort Ratingen bei Düsseldorf, Rheinpr., durch die Kongregation der Töchter vom heil. Kreuz mit 100 Betten.

1885 Eröffn. der öff. Irrenheil- und Pflegeanst. **Fagernäs** oder **Niewanniemi** bei der Stadt Kurpio, Finnl., unter Dir. Dr. Axel Aug. Hårdh.

2\. 1772 Geb. Dr. **J. E. Dom. Esquirol,** Arzt an der Salpêtrière und Charenton zu Paris, zu Toulouse. 1800 errichtete er die erste Privatirrenanst. für Wohlhabende. 1810 übernahm er die Stellung Pinel's. 1817 errichtete er die erste Klinik. 1825 oder 26 Dir. von Charenton. († 12. Dec. 1840.)

1797 Geb. Dr. **J. Guislain,** Prof., Dir. der Irrenanst. zu Gent, Belgien, zu Gent († 1. Apr. 1860).

1859 Eröffn. des „State Asylum for Insane Criminals" zu **Auburn,** N. Y., Amer., unter Dir. Dr. C. F. McDonald, für 160 Kr.

1863 † **Dr. Guggenbühl,** Dir. der Idiotenanst. auf dem Abendberge. Schweiz, zu Montreux (geb. 13. Aug. 1816).

† Dr. **P. H. Romain Arnozan,** ärztl. Dir. der Irrenanst. von La Rochelle, Frankr., 69 J. alt.

3. 1643 Bildung einer Gesellschaft **„Assistenza** e custodia dei dementi" in **Florenz.** Ital.

1871 Gründung eines **Kreis-Unterstützungs-Fonds** für arme Irre des Kreises **Niederbayern,** Bayern.

4. 1835 † Dr. **F. E. Fodéré,** Arzt der Irrenanst. zu Marseille, Frankr. (Prof. und Verf. von „Traité du goître et de crétinisme", durch Heirath Vetter von Jos. Bonaparte, König von Spanien, und Bernadotte, König von Schweden). (geb. 8. Januar 1764).

1840 Irrengesetz in **Finnland.**

1863 † Dr. **Willing,** Arzt an der Irrenheilanst. **Siegburg,** Rheinprov., am Zungenkrebs.

5. 1838 **Irrengesetz** in **Genf,** Schweiz. „Loi sur le placement et la surveillance des aliénés", ergänzt durch die Reglements vom 7. April 1838 und vom 14. Juni 1841.

6. 1622 **Thomas Willis** geb. in Bedwin, Grafsch. Wilt, Engl., Verf. von „Cerebri anatome" und „Affect. hyst." († 21. November 1675).

1822 **Irrengesetz** in **Spanien.**

1880 Eröffn. der städtischen neuerbauten Irrenpflegeanst. zu **Dalldorf** bei Berlin unter Dir. Dr. Ideler für 1000 Kr.

1886 † Dr. **B. G. Eschenburg,** Dir. Arzt der Irrenanst. in Lübeck, 76 J. alt.

8. 1786 Geb. Dr. **J. H. Seidelin** zu Kopenhagen, Dir. des St. Hans-Hospitals bei Kopenhagen von 1816—1853 († 12. Mai 1855).

1834 Zustimmung des Ministers von Altenstein an Dr. Damerow, dass im Anschluss und in der Nähe der Irrenanst. zu **Halle,** Prov. Sachsen, eine Irrencolonie angelegt werde.

1878 † Dr. **Landerer,** Dir. und Gründer der Privatirrenanst. zu Göppingen, Württ., an langjährigem Magenübel (geb. 28. Aug. 1814).

† Dr. **Stolz,** Dir. der Irrenanst. zu Hall, Tyrol, an Apoplexie (geb. 4. Febr. 1811).

1884 Es **ermordete** eine Irre zu **Leyme,** Arrond. de Figeac, Frankr., ihre Wärterin, als diese in ihre Zelle trat. Jene schlug die Thüre zu und entriss den Schlüssel. Die durch Schreien herzugerufenen Wärterinnen mussten die That ansehen. Als die Thür aufgebrochen, war die Wärterin im Verscheiden.

9. 1850 Der grosse Rath des Canton **Bern,** Schweiz, beschliesst, eine Heil- und Pflegeanst. zu **Waldau** für 200 Irre zu bauen, nachdem er 1845 sich entschieden, das alte schlechte Local zu verlassen. 1855 wird Waldau unter ärztl. Direction eröffnet.

10. 1845 † Dr. **Samuel White,** Dir. des Privatasyles zu Hudson, Amer. (geb. 23. Febr. 1777).

1878 † Prof. Dr. **Claude Bernard** in Paris an Urämie. Verf. von „Leçons sur la physiologie et la pathologie du système nerveux. 2 Vol. Par. 1858“ (Einfluss des Gehirns auf die Leber). (Geb. 12. Juli 1813).

1885 Brand im Asile d'aliénés de **Villejuif,** Frankr., im Wirthschaftshause ohne bekannten Anlass. Wasser fehlte gänzlich in der Anstalt. Die Evacuirung der nächsten Abtheil. ging in aller Ordnung vor sich. Zwei Unterbediente, welche aus dem Fenster der 1. Etage sprangen, trugen leichte Verletzungen davon. Schaden 125,000 Frcs.

11. 1650 † **R. Descartes,** der scharfsinnigste Philosoph der Franzosen und Begründer der neueren Philosophie, zu Stockholm (geb. 31. März 1596).

1681 Es befahl der Vice-Legat Nicolini, dass die Irren der Stadt **Avignon,** Frankr., in den Thurm der „l'Officialité“ aufgenommen würden, der ältesten selbständigen Irrenanstalt in Frankr.

1786 Dr. **James Prichard** geb. zu London († 22. Dec. 1848), Commiss. of lunacy, Engl.

1862 † Dr. Luther V. Bell, Dir. des McLean Asylum, Mass., Amer., an Endocarditis (geb. 30. Dec. 1806).

12. 1804 † Dr. **Immanuel Kant,** Prof., Philosoph, in Königsberg, Preussen (geb. 22. Apr. 1724).

1812 Eröffn. des **Nottingham** Asylum, Sventon, Engl. für 80 Kr.

unt. Dir. Apoth. Thomas Morris. Hier die erste Polsterzelle unt. Dr. Towell (12 solcher Zellen).

1814 **Verordnung** des Königs Wilhelm I. in **Holland** betr. das Irrenwesen.

1840 † Dr. **M. von Lenhossek,** Prof. zu Pesth (geb. 11. Mai 1773).

1869 Einsetzung einer Commission in **Frankr.** unt. Präsident Boudet, um das Irrengesetz von 1838 zu revidiren.

1882 † Dr. **Lolliot,** Gründer und Dir. des maison de santé de Suresnes, Seine, bei Paris, 42 J. alt.

1885 Zu **Philadelphia,** Amer., bricht Nachts Feuer in der Männerabth. der Irrenanst. aus. Die Anstalt brennt gänzlich nieder. Ein geistesschwacher Neger bekannte sich als Thäter, verführt durch einen Wärter, der sich an dem dir. Arzte rächen wollte. Viele sprangen zu den Fenstern heraus, Andere zerstreuten sich in die Stadt. Von 658 kamen 28 um.

13. 1489 Gründ. der „Casa de Orates“ in **Valladolid,** Span., „worin Irre und Personen aufgenommen werden sollen, die nicht bei Troste sind, damit sie geheilt, geleitet und berathen werden“, unter Victor Lázar Barrasa.

14. 1787 In **Lübeck** beschlossen Rath und Bürgerschaft, ein neues Haus (das jetzige) für Irre mit 34,000 M. Lüb. zu bauen. Bau 1788 vollendet.

1804 Geb. Dr. **L. Deboutteville,** Dir. der Irrenanst. St. Yon, Frankr., von 1830—1863 († 1881 zu Rouen).

15. 1865 Eröffn. der neu gebauten Irrenanst. **Brenty,** Dép. Charente, Frankr.

16. 1822 **Beschluss** der ausserordentlichen Cortes in **Spanien,** bestätigt durch Königlichen Befehl vom 8. September 1826, dass die Irrenhäuser von anderen Spitälern getrennt werden sollen.

1839 Ministerial**rescript** in **Preussen,** wonach die öffentl. Irrenanst. keine Kranken auf Privatrequisite (auch nicht der Aeltern und Vormünder), sondern nur auf Antrag einer Polizeibehörde aufnehmen dürfen.

1865 † Prof. Dr. **L. P. Gratiolet** zu Paris. Verdient um die Gehirnanatomie (geb. 6. Juli 1815).

1880 † Dr. **M. Belhomme**, Dir. einer Privatheilanst. bei Paris, Mitbegründer der Société méd.-psych. in Frankr., 80 J. alt.

17. 1798 Geb. Dr. **F. E. Beneke**, Prof. der Philosophie in Berlin. „Lehrb. der Psychologie als Naturwissenschaft 1833." „Beiträge zu einer rein seelenwissenschaftlichen Bearbeitung der Seelenkrankheitskunde 1824." „Das Verhältniss von Seele und Leib 1826." (Seit 1. März 1854 vermisst, am 3. Juni 1856 im Wasser gefunden.)

1852 Eröffn. der Privatirrenanst. zu **Pöpelwitz** bei Breslau, Schles., durch Prof. Dr. H. Neumann für 40 Kr.

18. 1880 Eröffn. des „State Hospital for the Insane" zu **Norristown**, South Eastern district, Penns., Amer., unter Dr. R. H. Chase und Dr. A. Bennett, für 800 Kr.

19. 1594 Edict des Kurfürsten **Johann Georg** von Brandenburg, in welchem, wegen der Strafe des Allmächtigen, die sich an einigen besessenen Personen zu Spandau äussert, strenge Verordnungen erlassen werden.

1884 Beschluss eines Vereins unter Präs. Ritter, ein Haus für 40 **epil.** Kinder auf dem Rüti bei **Zürch** für 207,040 Fr. zu bauen. Eröffn. den 31. Aug. 1886.

20. 1759 Geb. Dr. **Vinc. Chiarugi** zu Empoli, Dir. der von ihm gegründeten Irrenanst. Bonifacio, Florenz, Ital., Verf. von „Trattado med. anal. della pazzia, 1793". (Gest. 22. Dec. 1820).

1872 Eröffn. eines **Lehrstules** für Psychiatrie zu **Rom** durch Prof. **Gius. Girolami**, Dir. der Irrenanst. zu Rom.

21. 1677 † **Baruch Spinoza**, Philosoph (geb. 24. Nov. 1632 zu Amsterdam), in Haag, Holland, an Phthisis.

1860 Eröffn. des „Longview Asylum" zu **Carthago**, Ohio, Amer., unter Dir. Dr. Langdon, für 400 Kr.

1883 † Prof. Dr. **Fr. von Rinecker**, Dir. der psychiatrischen Klinik zu Würzburg (geb. 1811 in Schesslitz).

22. 1829 Geb. Prof. Dr. **Fr. Siebert**, Dir. der psychiatr. Klinik zu Jena, zu Würzburg († 26. Mai 1882).

1856 Eröffn. des „North Carolina Insane Asylum" zu **Raleigh**, North Carolina, Amer., unter Dir. Dr. E. Grisson für 250 Kr.

1880 † Dr. **H. Dick**, Dir. der Kreisirrenanst. zu Klingenmünster, Bayern, an Herzleiden (geb. 25. Nov. 1814).

† Dr. **Henri Trémant**, dir. Arzt der Irrenanst. zu Vannes, Frankr., 39 J. alt.

1882 † Dr. **Broc**, Aerztl. Dir. der Irrenanst. zu Quatre-Mares, Frankr., 46 J. alt, an einer Gehirnaffection.

23. 1777 Geb. Dr. **Samuel White**, Dir. des Privatasyles zu Hudson, Amer., zu Coventry, Connect., 1. Vice-Präsident der Ass. of Med. Sup. of Amer. Instit. for the Insane († 10. Febr. 1845).

1815 **Verordnung** in **Belgien**, dass die definitive Sequestration der Irren in den besonderen Anstalten mittels eines Befehles der Tribunale 1. Instanz auf das Ansuchen der nächsten Verwandten oder auf die amtliche Requisition der königlichen Procuration bewirkt werde. Revocirt durch Verordnung vom 9. October 1830.

1821 Landes**gesetz** in **Sachsen-Weimar**, welches die Irrenpflege regelte.

1845 Die Irrenanst. in **Königsberg**, Preussen, brennt grösstentheils ab, wobei 5 Personen verbrannten. Einmal schon im April 1834.

1873 † Dr. **J. Borrel**, Dir. der Irrenanst. Préfargier, Schweiz, an Herzleiden (geb. 18. Dec. 1812).

1877 Eröffn. des „Manicomio Hermanos de San Juan de Dios“ zu **Ciempozaelos**, Prov. Madrid, Span., Privatanst. des Dr. Angel Hércules Menny y otro für 25 Männer.

24. 1588 † Dr. **Joh. Weyer**, Leibarzt des Herzogs Wilhelm III. von Jülich-Cleve-Berg, Verf. des „de praestigiis daemonum“, auf einer Reise nach Tecklenburg, 72 J. alt.

1871 Eröffn. von County City Asylum zu **Hereford**, Engl., unter Dir. Dr. T. A. Chapman.

25. 1826 Eröffn. der Irrenanst. für Männer „St. Athanase“ zu **Quimper**, Dép. Finistère, Frankr.

1874 Eröffn. der Idiotenanst. zu **Strengnäs**, Schweden.

26. 1410 Gründ. der Irrenanst. zu **Valencia**, Span., für umhervagabondirende Irre durch Bruder Juan Gilaberto Jofré.

1881 Errichtung der Privat-Idiotenanst. zu **Marsberg**, Westphalen.

1886 † Dr. **E. Billod**, Dir. der Irrenanst. Vaucluse bei Paris bis 1880., 67 J. alt zu Château-Gonthier (**Mayenne**).

27\. 1775 † Dr. **J. E. Greding**, Arzt des Correctionshauses zu Waldheim, Sachsen. Schriftsteller über Epil. und Geisteskrankh. (geb. 22. Juli 1718).

1834 Die Heil- und Pflegeanst. **Zwiefalten**, Württ., wird nach Eröffnung der Anst. von Winnenthal Pflegeanst. unter Dir. Dr. Elser.

1880 **Gesetz** Betreffs der Irren in **Frankreich**. Zusatz zum Gesetz vom 30. Juni 1838.

28\. 1759 Geb. Prof. Dr. **J. Ch. Fr. Reil** zu Aurich, Ostfriesland († 22. Nov. 1813).

März.

1\. 1743 Fürstbischof Friedrich Carl von Schoenborn verordnet, dass die „delirantes et simul furiosi„ in's Juliusspital in **Würzburg**, die „placide delirantes et non furiosi" in den Landspitälern verbleiben sollen.

1801 Eröffn. der ständischen Land-Irrenanst. der Kurmark zu **Neu-Ruppin**, Brandenburg, erster gegliederter Neubau einer Irrenanst. in Deutschland, durch die Stände der Kurmark, für 100 Kr., mit 45381 Thalern.

1834 Eröffn. der Irrenheilanst. **Winnenthal**, Württ., unter Dir. Dr. A. Zeller, für 90 Kr. in einem früh. Jagdschlosse.

1846 Selbständige Stellung der Irrenanst. in **Prag** unter Dir. Dr. Riedel.

1847 In **Valladolid**, Span., wird der Palast des Don Alvaro de Luna, genannt „Casa del Cordon", von der 1489 gegründeten Irrenanst. gekauft und eingerichtet. 14 Provinzen sandten ihre Kr. dahin.

1852 Eröffn. von „Tennessee Hospital for the Insane" zu **Nashville**, Tennessee, Amer., für 400 Kr. Dir. Dr. J. H. Callender.

1854 † Prof. Dr. **F. E. Beneke** in Berlin durch Suicid. Psycholog (geb. 17. Febr. 1798).

1861 Eröffn. des „Jowa Hospital for the insane at **Mt. Pleasant**", Jowa, Amer., unter Dir. Dr. H. A. Gilmar, für 350 Kr.

1873 Eröffn. des „Hudson County Lunatic Asylum" zu **Jersey City**, New Jers., Amer., unter Dir Dr. G. W. King, für 220 Kr.

1874 Der Polizeipräsident von **Paris** verbietet Prosper Alpinus, Magnan und Bonchereau, **klinische** Vorträge in der Irrenanst. St. Anne bei Paris zu halten. Verbot bald aufgehoben.

1883 Eröffn. der Irren- und Idiotenanst. „St. Bernardin" zu **Hamb**, Reg.-Bez. Düsseldorf, durch die Franziskanerinnen für 65 Kr.

Eröffn. des „Arkansas State Lunatic Asylum" zu **Little Rock**, Amer., unter Dir. Dr. C. C. Forbes, für 250 Kr.

1886 Eröffn. der Trinkerheilstätte zu **Nieder-Leipe**, Kreis Jauer, Schlesien, unter Hausvater Kühn für 7 M. durch den Trinker-Asyl-Verein in Prov. Schlesien.

2. 1880 † Dr. **Ed. Güntz**, Gründer der Privatanst. **Thonberg** bei Leipzig (geb. 1. Apr. 1800).

† Dr. **Const. von Seyfert**, Arzt an der Irrenanst. zu St. Petersburg.

1885 † Dr. **W. A. F. Browne**, 1830 Arzt an der Irrenanst. zu Montrose, 1839 im Crichton Asylum zu Dumfries, 1858 bis 1870 „First commissioner of the scotch lunacy board", seit 1870 erblindet, 79 J. alt in Dumfries, Schottl.

3. 1875 † Dr. **Forbes Winslow** zu Brighton, 63 J. alt, an Urämie; Dir. einer Privatheilanst. und Herausgeber des „J. of Psych. Med. and Mental Pathol".

4. 1817 Geb. Pfarrer **Bost** in Moutier-Grandval bei Bern, Gründer der ersten Anstalt für Epileptische in Laforce, Frankr. († 1. Nov. 1881).

1884 **Feuer** im Centralgebäude von „Nova Scotia Hospital for Insane", **Halifax**, Amer., von einem Wärter bemerkt, zunächst durch 2 Extincteurs dann durch Wasser bald gelöscht. Der durch Telephon nach Halifax und Dartmouth gemeldete Hilferuf konnte widerrufen werden.

1885 Neuer Statuten-Entwurf des **„Vereins** für Psychiatrie und forensische Psychologie“ in **Wien.** Zeitschrift desselben „Jahrbücher für Psychiatrie“ herausg. v. Meynert und Fritsch.

5. 1815 † Dr. **Friedr. Mesmer,** Erfinder des Mesmerismus, in Meersburg am Bodensee (geb. 23. Mai 1733).

1858 Erlass eines **Irrengesetzes** in **Schweden.**

1866 † Prof. Dr. **John Conolly,** von 1839—44 Dir. der Irrenanst. zu Hanwell und Dir. einer Privatanst., Schöpfer des Non-restraint, in England am Schlagfluss (geb. 1795).

1877 Gründung eines **Hülfsvereins** für entlassene Irre im Canton Aargau, **Schweiz,** unter Dir. Dr. Schaufelbuel in Königsfelden.

1881 Es **verbrannte** in der Irrenanst. zu **Danville,** Penns., Amer., die ganze Frauenseite, $^1/_4$ der Männerseite und das Centralgebäude. 9 Kr. entflohen, Niemand kam um. Entstehung unbekannt. Wasser fehlte.

6. 1835 Geb. Dr. **A. von Gellhorn,** Dir. der Prov.-Irrenanst. zu Ueckermünde, Pommern, zu Neusalz († 6. Nov. 1882).

7. 1855 † Dr. **Backer,** langj. Arzt der Irrencolonie Gheel, Belg., 90 J. alt.

8. 1838 Der Staatsrath im Canton Thurgau, Schweiz, beschliesst, in der Benedictinerabthei zu **Münsterlingen,** der Cantons-Krankenanst., eine Abth. f. Irre zu errichten.

1881 † Dr. **Giraud,** Dir. der Irrenanst. zu Maréville, Frankr.

9. 1758 Geb. Dr. **Fr. J. Gall** zu Tiefenbrunn, Begründer der Schädellehre († 22. Aug. 1825 auf seinem Landsitze zu Montrouge bei Paris).

1857 Die Privatanst. des Dr. Meinhard zu **„Hempelsruhe“** bei Gera, **Deutschl., brannte** ab. Niemand kam um.

1875 Eröffn. der Irrenanst. zu **Schussenried,** Württ., unter Dir. Dr. Ast für 300 Kr.

10./22. 1876 Irren**gesetz** in der **Türkei.**

10. 1790 Geb. Dr. **M. J. E. Guiaud**, ärztl. Dir. der Irrenanst. in St. Lazare und St. Joseph, Frankr., ebenso Dir. einer Privatanst. für 70 Kr. zu Marseille († 1. Oct. 1844).

1813 Geb. Dr. **Ger. Marchant**, ärztlicher Dir. der Irrenanst. zu Braqueville, Frankr. (ermordet durch einen kranken Officier, 21. Juni 1884) zu St. Beat, Haut-Garonne.

1884 An der Irrenanst. **Feldhof**, bei Graz, Steyermark, Oesterr., wird die Filiale Kainbach für 56 männl. Unheilbare eröffnet.

12. 1866 † Dr. **J. G. Müller**, emer. Dir. der Heil- und Pflegeanst, zu Pforzheim, nach langer Krankheit an Apoplexie (geb. 7. Dec. 1792).

1866 † Dr. **Max Parchappe**, Generalinspector der Irrenanstalten in Frankreich, zu Paris (geb. 21. Oct. 1800).

13. 1841 Beschluss der Stände in Provinz **Preussen**, zwei neue Irrenheil- und Pflegeanstalten zu erbauen.

1864 Eröffn. der „Louisiana Retreat“ zu **New-Orleans**, Louisiana. Amer., unter Dr. E. T. Schopart für 140 Kr. Kathol. Institut.

1877 † Dr. J. **Richard**, dir. Arzt der Irrenanst. zu Lehon, Côtes du Nord, Frankr., nach mehrjähriger Krankh., 48 J. alt.

14. 1804 Geb. Dr. **Bernhardi**, Dir. der Prov.-Irrenanst. zu Allenberg, Ostpr. († 13. Nov. 1872).

1866 † Dr. **Alex. Morison**, Arzt in Bethlehem Hosp. zu London (geb. 1. Mai 1779).

1869 † Dr. **Fr. Bonuzzi**, Dir. der Irrenanst. St. Marguerite zu Pérousa, nach langwierigem Leiden.

1881 25j. Jubil. von Dr. **Snell** als Dir. der Irrenanst. zu Hildesheim, Hannover.

1885 † Prof. Dr. **G. B. Miraglia**, emer. Dir. des Manicomium zu Aversa bei Neapel.

15. 1702 **Reglement** in **Berlin**: „besondere Ordnung für irre und dolle Leute“.

1859 † Dr. **Nehemiah Cutter**, Dir. des Privatasyles zu Pepperell, Mass., Amer. (geb. 30. März 1787).

1867 Constituirende Versammlung des psychiatrischen Vereins zu **Berlin** unter Dr. Laehr.

1875 Eröffn. von „Kent County Asylum“ zu **Chartham,** Canterbury, Engl., unter Dir. R. Spencer.

1878 † Dr. **Pontier,** ärztl. Dir. der Irrenanst. zu Aix, Prov., Frankr. (geb. 6. Mai 1809).

1879 Eröffn. des „Alexian Brothers Misericordia Insane Asylum“ zu **St. Louis,** Miss., Amer., unter Rector Bro. Jodneus Schiffer, für 40 Mann. Kathol. Institut.

1880 Gründung des kantonalen **Hilfs**vereins für Geisteskranke im Canton **Bern,** Schweiz, durch Pfarrer Trechsel in Gsteig bei Interlaken.

16. 1849 Ein Dekret erkennt in **Frankreich** die Nützlichkeit eines **Vereines** zur Unterstützung entlassener Irren an.

1881 Gründung der Wilhelm-Augusta-Stiftung in **Coeln,** Rheinpr., Zufluchtsstätte für **Epileptische** der Stadt. (Bau noch nicht begonnen).

1882 Dr. **Gray,** Dir. der Irrenanst. zu Utica, N. Y., wird von einem Kranken durch 2 Schüsse in den Kopf schwer verwundet, genas. Der Thäter war Schwimmlehrer für Kinder, litt an Verfolgungswahn.

17. 1851 Eröffn. des Trinker-Asyles zu **Lintorf,** Rheinprov., Deutschl., durch Dir. Engelbert.

1876 Eröffn. von „Asylum for Insane“ zu **Hamilton,** Ont., Brit. Provinz, Amer., unt. Dir. Dr. James M. Wallace, 566 Kr.

1883 † Dr. **Arthaud,** Dir. der Irrenanst. zu Bron bei Lyon, Frankr., Prof. und klin. Lehrer, an Herzkrankheit; 69 J. alt.

18. 1814 Geb. Dr. **Harald Selmer,** Dir. der Irrenanst. zu Aarhus, Jütland, von 1852—78, zu Veile († 17. Dec. 1879).

1833 Eine Oberpräsidialverfügung in **Schlesien** präcisirt den Begriff der Gemeingefährlichkeit dahin, dass 1. tobsüchtige Anfälle, 2. hoher Grad von Unreinlichkeit, 3. Neigung zum Selbstmorde, 4. Gefährdung der öffentl. Ruhe, Ordnung und Sicherheit als gleichbedeutend mit Gemeingefährlichkeit anzusehen seien.

19. 1819 Geb. Dr. **John M. Galt** in Williamsburg, Virg., Amer., Dir. seit 1841 des Eastern Lunatic Asylum zu Williamsburg († 18. Mai 1862).

1822 Geb. Dr. **J. J. Lunier** zu Savigny, Indre-et-Loire, Frankr.,

Insp. gén. der Irrenanst. in Frankr., früher Arzt der Anstalt zu Niort von 1851—54, zu Blois von 1854—64 († 5. Sept. 1885).

1851 † Dr. **Fr. Bird**, 60 J. alt, früher Arzt an der Irrenheilanst. Siegburg, Rheinpr., am Nervenfieber.

1862 † Dr. **Hohenschild** in Giessen, fr. Dir. der Irrenanst. in Hofheim, Hessen.

1869 In **Chile** wird der Universität befohlen, eine psychiatrische **Klinik** einzurichten und sie dem Dr. H. Elguere zu übertragen.

1879 Aufhebung der Irrenabtheil. des Allgem. Krankenhauses zu **Hamburg** nach 56 j. Wirksamkeit.

20\. 1873 † Dr. **Gambari**, Dir. der Irrenabth. St. Anne des Allgem. Krankenhauses zu Ferrara, Ital., in deren Zelle Torquato Tasso 1586 sass.

21\. 1847 50 j. Doctorjubil. von **Max Jacobi**, in Siegburg. Gründung der **Jacobi-Stiftung** für das Pflegepersonal.

1857 60 j. Doctorjubil. von **Max Jacobi**, Dir. in Siegburg.

1884 † Dr. **E. Ch. Lasègue**, Prof. und Irrenarzt in Paris (geb. 5. Sept. 1816).

22\. 1881 Eröffn. der neuerbauten städt. Irrenpflegeanst. für Männer zu Bjergmacken, Filiale des St. Hans-Hospitals zu **Bistrupgaard** in Dänem. unter Dir. Dr. Steenberg.

23\. 1806 Geb. Dr. **W. Beschorner**, Dir. der Prov.-Irrenanst. zu Owinsk, zu Breslau († 20. Dec. 1873).

1811 Dr. **C. Stahl**, Dir. der Kreisirrenanst. zu Karthaus-Prüll, geb. in München († 19. Mai 1874).

1857 Eröffn. der Privatanst. **Asyl Bellevue** in Kreuzlingen, Schweiz, unter Dir. Dr. Binswanger.

24\. 1858 In **Frankreich** ordnet ein Kais. Decret die Rang- und Gehaltsverhältnisse der Directoren und Beamten an den öffentl. Irrenanstalten.

25\. 1852 Decentralisation der Verwaltung des Irrenwesens in **Frankreich.** An die Stelle des Ministers des Innern treten die Präfecten.

26\. 1863 Eröffn. der **südwestdeutschen Lokalversammlungen** von Irrenärzten zu Karlsruhe, Baden.

1876 Eröffn. des Privat-Asylums „for ten ladies“ zu **Bishoptone House**, Bedford, Bedfordshire, Engl. unter Dir. Dr. W. Simpsonbraig.

1880 Eröffn. von „Milwaukee Asylum for Insane“ zu **Wauwatosa**, Wisc., Amer., unter Dir. Dr. J. H. McBride, für 324 Kr.

27. 1843 Irrengesetz für **Irland**. Unzweckmässig. Verbessert durch Verordnungen vom 13. April 1844, 15. Febr. 1847 und 14. Oct. 1853. Unter Robert Peel endlich vom 16. Jan. 1862. Dr. Nugent hat besondere Verdienste um letztes Gesetz.

1873 Eröffn. der neugebauten Irrenanst. für den Canton **de Vaud**, Schweiz, zu **Bois-de-Cery** auf dem sogen. Champ de l'air bei Lausanne mit 350 Betten unter Dir. Dr. Rist. Die 1811 eröffnete alte Anstalt wird nach 62j. Gebrauche geschlossen.

1876 † Dr. **Adolf Zeising** zu München, Verf. der Lehre vom „goldenen Schnitt“ (geb. 24. Sept. 1810 zu Ballenstedt).

28. 1845 Eröffn. des „Salop-Asyl“ zu **Schrewsbury**, Engl., für 150 Kr. Neubau unter Dr. Olliver.

29. 1826 Eröffn. des „Hospice St. Dominique“ zu **Bruges**, Belg. Officiell anerkannt am 1. Juli 1834 und von Dr. Beeckmann gänzlich reorganisirt. Anfangs für 50 Kr., jetzt für 480 Kr. unter Dir. Soleil.

1851 † Dr. **L. H. Bird** zu Bonn, psychiatr. Schriftsteller (geb. 1. Sept. 1793).

1883 Constit. des deutschen **Vereines** gegen den Missbrauch geistiger Getränke zu Cassel unter Prof. W. Nasse.

Eröffn. des „Western North Carolina Insane Asylum“ zu **Morgantown**, North Carol., Amer., unter Dir. Dr. P. L. Murphy, f. 200 Kr.

30. 1787 Geb. Dr. **Nehemiah Cutter** zu Jaffrey, N. H., Dir. des Privatasyls zu Pepperell, Mass., Amer., seit 1822. Mitbegründer der Association der amerik. Irrenärzte († 15. März 1859).

1873 † Dr. **A. Benoit Morel**, seit 1856 Dir. des Asyles St. Yon bei Rouen, Frankr., nach langem Leiden (geb. 22. Nov. 1809).

31. 1596 Geb. **René Descartes**, gen. R. Cartesius, zu La Haye, Touraine, Frankr., Begründer der neueren Philosophie, verdient um die physiol. und psychol. Anthropologie († 11. Febr. 1650).

1865 **Gesetz** in Amerika, wonach die Magistrate ermächtigt sind, Gewohnheitssäufer dem Asyle von **Binghampton**, N. Y., zu überweisen.

1881 † Dr. **Isaac Ray** zu Philadelphia, emer. Dir. der Irrenanst. zu Butler bei Providence, Rhode Island (geb. 16. Jan. 1807).

April.

1. 1800 Geb. Dr. **Ed. W. Güntz**, Geh. Med. R., Gründer und Dir. der Heilanst. Thonberg bei Leipzig, Königr. Sachsen zu Wurzen († 2. März 1881).

1814 Eröffn. der Irrenanst. zu **St. Petersburg**, Russl., einer Abth. des grossen Abuchow'schen Hospitales für 100 Kr.

1820 Eröffn. der Irrenanst. zu **Dundee**, Schottl., zum ersten Male in H Form durch Baumeister W. Stark für 200 Kr. gebaut.

1824 Eröffn. der „Retreat for the Insane“ zu **Hartford**, Connecticut, Amer., unter Dir. Dr. Todd, für 150 Kr. Von 1839—43 Dir. Dr. Brigham, 1844 unter Dir. John Butler für 100 Kr.

1841 **Landwirthschaftlicher** Betrieb in der Irrenanst. **Stephansfeld**, Elsass, eingerichtet von Dr. Richard.

Eröffn. der Prov.-Irrenanst. **Rügenwalde**, Prov. Pommern, unter Dr. Pitsch mit 124 Betten.

1852 † **August de Meuron**, Gründer der Irrenanst. **Préfargier**, Schweiz (geb. 26. Aug. 1789).

1854 Eröffn. des „Taunton Lunatic Hospital“ zu **Taunton**, Massach., Amer., unter Dir. Dr. Choate, für 550 Kr.

1855 Eröffn. der Prov.-Irrenanst. zu **Schwetz**, Prov. Westpreuss., unter Dir. Dr. Fr. Hoffmann.

1858 Eröffn. des „Home for Nervous Invalids" zu **Litchfield**, Connect., Amer.

Eröffn. der Irrenheilanst. zu **Wehnen**, Oldenburg, unter Dir. Dr. Kelp für 80 Kr. Statist. Zählung im Lande 1845. Grundstein gelegt Juli 1854.

1859 Eröffn. des „Michigan Asylum for the Insane" zu **Kalamazoo**, Michigan, Amer., unter Dir. Dr. Van-Deusen für 765 Kr.

1860 Die Regierung in **Spanien** bestimmt, dass Irrenanstalten in den Provinzen Zaragoza, Valladolid, Corunna, Granada, Valenzia, Barcelona und **Madrid** errichtet würden. Die Finanzen machten die Ausführung unmöglich.

† Dr. **J. Guislain**, Prof., Dir. der Irrenanst. zu Gand, Belg. (geb. 2. Febr. 1797) an Darmverschlingung.

1864 Eröffn. der **Irrencolonie Einum** bei der Irrenanst. Hildesheim, Prov. Hannover, unter Dir. Dr. Snell.

1866 Eröffn. der Irrenabth. des Maison de santé in **Schöneberg** bei Berlin, unter Dir. Dr. Levinstein.

1868 Eröffn. der Prov.-Irrenanst. zu **Osnabrück**, Hannover, unter Dir. Dr. Meyer.

1873 Gründ. der Priv.-Irrenanst. in **Charlottenburg** bei Berlin, durch Dir. Dr. Sponholz. Eingegangen 1885.

1873 Eröffn. des „County Asylum for Lancaster" zu **Wittingham** bei Presta, Engl. für 1150 Kr. Neubau eröffnet am 1. Juni 1881 für 650 Kr.

1875 „J. of **Psychological Medicine** and Mental Psychology. Edit. by Lyttl. S. Forbes **Winslow**". Neue Serie des 1848—60 erschienenen Journales. Geschlossen 1882.

1877 Eröffn. des **klinisch-psychiatrischen Unterrichtes** in **Breslau** unter Prof. Dr. Neumann.

Eröffn. des „Warm Springs Insane Asylum" zu **Deer Lodge City**, Montana Territory, Amer., unter Dr. H. Mitchell und Dr. F. Massigbrod, für 100 Kr.

1878 Eröffn. der Pflegeanst. **Hördt** als Filiale der Irrenanst. Stephansfeld, Elsass, unter Dir. Dr. Stark.

150j. Jubelfest des 1. Irrenanstaltsbaues im Königr. Polen zu **Warschau**, unter Dir. Dr. Rothe.

1878 **Brain**: A Journal of neurology. Edit. by **J. C. Bucknill** etc. London, 8°. Quaterly.

1879 Neubau einer landwirthschaftl. **Colonie** der Irrenanst. **Stephansfeld**, Elsass, unter Dir. Dr. Stark.

1880 Eröffn. der Privatanst. für Gemüths- und Nervenkranke zu **Theresienhof** bei Goslar am Harz durch Pastor Stutzer.

1881 Eröffn. der **Irrencolonie** auf dem Sonnhaldenhof mit 64,44 ha für die Irrenanst. **St. Urban**, Luzern, Schweiz, unter Dir. Dr. Fetscherin.

1883 The **American** Psychological Journal. Issued by the National Association for the Protection of the Insane and Provention of Insanity. Edit. by **Jos. Parrish**. Philadelphia. Quaterly.

1885 Eröffn. der neuerrichteten Universitäts-Irren- und Nerven**klinik** in **Halle** durch Prof. Dr. Hitzig.

1886 Eröffn. der Prov. Irrenanst. zu **Rybnick**, Schlesien, unter Dir. Dr. Zander. Neubau für 400 Kr.

2\. 1881 In der Irrenanst. zu **Alençon**, Frankr., wird der Oberwärter Verron durch einen Kranken mit 9 Schlägen durch einen Schlüssel am Kopfe schwer verwundet. Er genas.

1885 † Dr. **Pr. Lucas**, Arzt am Bicêtre und St. Anne zu Paris. Verf. von „Traité philos. et phys. de l'hérédité natur. dans les états de santé et de maladie de système nerveux. 2 Vol. Par. 1847—50", zu Mennecy (Seine-et-Oise), mehr als 70 J. alt.

3\. 1699 Eine Kgl. Commission des Armenwesens in **Berlin** wird ernannt, welche 1711 nach Gutbefinden die Irren in das bei dem Dorotheenhospitale vor dem Königsthore befindliche Armen- und Krankenhaus verlegt, wo sie bis 1728 verbleiben.

1821 Geb. Dr. **Phillimore** zu Wresden, Gloucestershire, ärztl. Dir. des Nottingham General Lunatic Asylum, Nachf. von T. C. Morrison († Dec. 1881).

1857 Der Grosse Rath im Canton St. Gallen, Schweiz, gewährt 50,000 Frcs. zu einem Unterstützungs-Fond für arme Irre in der Anst. zu **St. Pirminsberg**.

1858 Eröffn. der Anst. **Vordingborg** für die dänischen Inseln, unter Dr. J. H. Peters.

1872 Eröffn. des „Illinois Northern Hospital for the Insane“ zu **Elgin**, Illinois, unter Dir. Dr. A. Kilbourne, für 525 Kr. mit 500 Acres Land.

4. 1716 Eröffn. der Landesverpflegungsanst. zu **Waldheim**, Königr. Sachsen, für Irre, Kranke, Arme, Waisen und Züchtlinge. Aufgehoben bei Eröffn. der Versorgungsanst. zu Colditz 1829 für Irre.

1805 Eröffn. der Irrenanst. **St. Getreu** in Bamberg, Königr. Bayern unter Dr. Marcus.

1875 Es **brannte** die Irrenanst. bei **Nizza** gänzlich ab, wobei 3 Kr. das Leben verloren. Wasser fehlte.

5. 1790 Geb. Dr. **C. Weiss,** Dir. der Landesanst. zu Colditz, Königr. Sachsen. († 20. October 1859).

1804 Kgl. Kabinetsorder in **Preussen,** dass zwar von jeder erfolgten Aufnahme eines Irren in der Anstalt dem competenten Gericht Anzeige gemacht werden müsse, die provisorische Aufnahme aber um der Form willen nicht ausgesetzt werden dürfe.

1814 Die „Private Mad-house Bill“ des Mr. Rose passirt das Haus der Gemeinen in **England**. Periodische Visitation der Privatanstalten durch Magisträte.

6. 1792 Eröffn. der öffentl. Irrenanst. zu **Liverpool,** Engl.

1846 Eröffn. der Irrenanst. zu **Blois,** Dép. Loire et Cher, Frankr.

7. 1789 † Dr. **Peter Camper,** Prof. der Anatomie, Chirurgie und Botanik zu Gröningen, Holland, zu Haag (geb. 11. Mai 1722) „Gesichtslinie“.

1838 Irren**gesetz** in **Genf,** Schweiz. „Réglement du conseil d'état pour l'exécution de la loi du 5. Févr. 1838 sur le placement et la surveillance des aliénés.“

1847 Eröffn. der Irrenanst. für **Nord. u. East Ridings** of Yorkshire, Engl.

1851 Dekret der Reg. in **Portugal,** worin sie den Director der Irrenanst. zu Billafolles, Dr. Pulido, zu jährlichen Berichten und Verbesserungsvorschlägen verpflichtet. Leider wurden sie nicht beachtet.

1853 Eröffn. der „**Pennsylvania** Training School for Feeble-Minded Children“ für 200 Kinder. Nicht Staatsanstalt, doch zahlte der Staat 1884 für 250 Kinder 50,000 D.

8. 1863 † Dr. **Fr. Hoffmann**, Dir. der Prov.-Irrenanst. Siegburg, Rheinprov., durch Suicidium (geb. 1819).

9. 1626 † **Francis Baco** von Verulam auf einer Reise in Highgate Engl., (geb. 22. Jan. 1561).

1795 Geb. Dr. **E. J. Georget** zu Vernon bei Tours, Frankr., Arzt der Salpêtrière († 14. Mai 1828 an Lungenschwindsucht).

1878 Feuer in der Irrenanst. zu **Prag** (in Slup), von der Luftheizung ausgegangen. Nur viel Brennmaterial zerstört.

10. 1755 Geb. Dr. **S. Hahnemann**, Gründer der Homöopathie und der Privat-Irrenanst. 1792 in Georgenthal bei Gotha († 2. Juni 1843).

1775 Geb. Dr. **Max Jacobi** zu Düsseldorf, Dir. der Irrenanst. Siegburg, Rheinprov. († 18. Mai 1858).

1809 Geb. Dr. **Ed. Lorent**, fr. Dir. der Irrenanst. zu Bremen († 23. Jan. 1886) zu Bremen.

1830 Geb. Dr. **H. Legrand du Saulle**, Arzt am Bicêtre zu Paris seit 1867 und psychiatr. Schriftsteller, zu Dijon († 6. Mai 1886).

1877 50j. Doktorjubiläum des Geh. Med. R. und emer. Dir. der Privatheilanst. Thornberg bei Leipzig Dr. **Ed. Güntz**.

1879 Eröffn. des „Dakota Hospital for the Insane" zu **Yankton**, Dakota, Amer., unter Dir. Dr. S. B. McGlumphy, für 200 Kr.

11. 1818 **Verordnung** in **Holland**, wonach die vorhandenen Irrenanstalten, welche sich zur Heilung eignen, bleiben, die andern aufgehoben werden sollen. Aufsicht einer Specialcommission.

1873 Eröffn. von „Northern Wisconsin Hospital for the Insane" zu **Winnebago**, Wisc., Amer., unter Dir. Dr. W. Kemster, f. 638 Kr.

1877 Eröffn. des „Florida Insane Asylum" zu **Chattochoochee**, Florida, Amer., unter Dir. Dr. J. H. Randolph, für 155 Kr.

1878 † **Sebastian Ruf**, psychiatr. Schrifsteller und vieljähriger Kaplan der Irrenanst. Hall, Tyrol.

† Prof. Dr. **G. St. Bonacossa** in Turin, Ital., an Herzkrankheit (geb. 1804 zu Casalgrasso, Saluzzo).

13. 1855 Gesetz im Staate **New-York**, Amer., wornach in einem der Staatsgefängnisse die Einrichtungen für sichere Bewahrung und passende Behandlung der **criminal** lunatics, der **angeklagten** Geisteskranken so wie für die **Züchtlinge** zu treffen, welche vom Irrsinn in der Art ergriffen seien, dass sie für die Gefängnissdisciplin ungeeignet sind. 1858 das „State criminal Lunatic-Asylum" neben dem Gefängnisse von Auburn eröffnet.

1858 Eröffn. von Durham County Asylum zu **Sedgefield** bei Ferryhill, Engl., unter Dir. Rob. Smith, für 300 (jetzt 900) Kr.

14. 1773 Durch Cirkular**verfügung** der **Kurmärkischen** Kreis- und Domänenkammer wird den Land- und Steuerräthen aufgetragen, dass ohne Attest eines Arztes Niemand nach dem Irrenhause in **Berlin** gebracht werden dürfe.

1854 50j. Doctor-Jubiläum von Prof. Dr. **Kieser** in Jena.

1882 † Dr. **Dragon**, emer. Dir. der Irrenanst. **Ville-Evrard** bei Paris, 68 J. alt.

15. 1804 Geb. Dr. **L. F. Lélut**, Arzt der Salpêtrière zu Paris, zu Gy, Haute-Saone († 25. Jan. 1877).

1818 Verordnungen in **Holland**, die Reorganisation des Irrenwesens betreffend.

1819 Geb. Dr. **Graeser**, Dir. der Prov.-Irrenanst. zu Eichberg, Nassau, († 26. Nov. 1871) zu Dillenburg.

Dr. **C. P. Gütschow** wird als erster Arzt an der 1788 neu erbauten Irrenanst. zu Lübeck angestellt.

1842 Gründung einer **Gesellschaft** zur Verbesserung des Geschickes der Irren in London unter Präs. Graf Schaftesbury und Dr. **Al. Morison.**

1862 Uebersiedel. der Irren in **Berlin** aus dem Arbeitshause in die adaptirte Irrenpflegeanst. in der Wallstrasse unter Dir. Dr. Ideler.

1868 Eröffn. von „Hospital for Epilepsy and Paralysis" zu **Portland Terrace,** Regent's Park, London, N. W., unter Dr. J. Althaus, mit 25 Kr.

16. 1802 **Reglement** für die zu **Neu-Ruppin** neu erbaute Kurmärkische Irrenanst.

1849 † Prof. Dr. C. B. **Heinrich** in Königsberg, psychisch-krank, an Blausäure (geb. 17. Apr. 1819).

1862 Einrichtung einer Abth. f. einfache **Epileptische** im Hospiz zu **Lyon**, Frankr., nach einer Schenkung der Frau Courajod zu 10 Betten, wozu die Stadt 46 Betten zufügte. Uebergesiedelt nach Antiquaille, wo sie blieben, auch als die Irren nach Bron kamen.

1866 Eröffn. von „City of London Lunatic Asylum", **Stone** und **Dartford**, Kent, Engl., unter Dir. Dr. O. Jepson, der 1879 einen Pavillon für Infectionskrankheiten und 1885 für männliche Epileptiker und Suicidal-Kranke hinzufügte.

17. 1819 Prof. B. **Heinrich** in Königsberg, zu Bonn geb. († 16. Apr. 1849 an Suicid).

1866 Eröffn. der neuerbauten Irrenanst. **Göttingen**, Prov. Hannover, unter Dir. Dr. L. Meyer.

1882 Das Georgenhaus zu **Leipzig**, seit 1812 auch für „Irrsinnige" gegründet, wird für diese geschlossen.

18. 1778 Geburtstag in Bielefeld und 1851 Todestag von Prof. **Fr. Nasse** in Bonn, Rheinprov.

1781 Dr. **Ebers**, dirig. Arzt des Allerheiligen-Hospitals in Breslau, geb. zu Flensburg.

1877 An der med. Facultät zu **Paris** wird ein klinischer **Lehrstuhl** für Geistes- und Gehirnkrankh. creirt und Dr. Ball zum Professor derselben ernannt.

19. 1784 Eröffn. der 1. öff. selbständigen Irrenanst. in **Wien** unter Kaiser Joseph II. Neubau „Narrenthurm". Nach Angaben und unter Direction des Leibarztes Dr. Quaritz.

1796 Prof. J. B. **Friedreich**, psychiatr. Schriftsteller, geb. zu Würzburg († 29. Jan. 1862).

1813 † Dr. **Benj. Rush**, Verf. von „Medical Inquiries and Observations upon the Diseases of the Mind", an Pleuresie. (geb. 24. Dec. 1745).

1824 Geb. Dr. J. B. **Petit**, dir. Arzt der Irrenabth. zu St. Jacques bei Nantes, zu Guéret. († 8. Juni 1883).

1849 † Dr. **Franz Amelung**, Dir. in Hofheim, ermordet durch einen geisteskranken Verbrecher (geb. 28. Mai 1798).

1884 Eröffn. der Irrencolonie zu **Lierneux**, Prov. Liège, Belg., für wallonische Irre (wie Gheel für die Flamänder).

20. 1745 Geb. Dr. **Ph. Pinel** zu St. Paul bei Castres, Languedoc, Frankr. († 25. Oct. 1826).

1869 **Irrengesetz** für **Pennsylvanien** in Amer.

21. 1630 In **Lübeck** decretirt der Rath 3 Sammlungen jährlich „mit den Brettern“ in allen Kirchen der Stadt zur Unterhaltung der „armen unsinnigen Leute“.

1765 Geb. Minister **von Nostiz** und **Jänkendorf**, hochverdient um die Reform des Irrenwesens im Königr. Sachsen und psychiatr. Schriftsteller († 15. Oct. 1836).

1841 Decret der Congregation der **römischen** und allgem. Inquisition: Die Beschäftigung mit dem thierischen Magnetismus gibt zu Unglauben und Sittenverderben Anlass . . . „usum magnetismi, prout exponitur, non licere“.

1869 † Dr. **E. Löwenhardt**, Dir. der Irrenheilanst. Sachsenberg, Mecklenb. (geb. am 2. Juni 1827), an Herzleiden.

22. 1724 Geb. Prof. Dr. **Immanuel Kant**, Philosoph, zu Königsberg in Preussen († 12. Febr. 1804).

23. 1768 Geb. Dr. **Fr. Groos**, Dir. der Irrenanst. zu Pforzheim, später zu Heidelberg, wo er Vorträge über Psychiatrie hielt, zu Karlsruhe († 15. Juni 1852).

1859 Eröffn. von **Hephata**, evang. Erziehungs- und Pflegeanst. für Blödsinnige Rheinlands und Westphalens zu M. Gladbach unter Dir. C. Barthold mit 5 Idioten. Jetzt 220 Plätze.

1866 Der Staatsrath des Canton **Bern**, Schweiz, beschliesst ein Reglement der Organisation der Irrenanst. Waldau, die bis dahin einzige gesetzm. Bestimmung über die Irren.

1869 Eröffn. des „St. Louis Insane Asylum“ zu **St. Louis**, Missouri, Amer., unter Dir. Ch. W. Stevens, für 250 Kr.

24. 1852 Eröffn. der „casa de dementes de Santa Isabel“ in dem von der Herzogin de Medinaceli gekauften Palaste zu **Leganés**, 2 Stunden von Madrid, mit 44 Kr., bis dahin im allgemeinen Hospital verpflegt. Jetzt 197 Kr. (125 männl., 72 weibl.).

1865 Feststellung des Statutes der „Caisse d'assistance mutuelle des médecins aliénistes" zu **Paris**, ausgearbeitet durch Legrand du Saulle.

1871 † Prof. Dr. **Longet** zu Bordeaux, bekannt durch Arbeiten in der Phys. des Nervensystems, plötzlich.

1877 In **Lyon** wird ein klinischer **Lehrstuhl** an der med. Facultät eröffnet und dafür Dr. Arthaud, Dir. der Irrenanst. zu Bron (Rhône) ernannt.

25. 1803 **v. Vinke** und Med.-Rath **Borges** in Münster, Westphalen, werden vom Oberpräsidenten von Stein beauftragt, einen Plan zur Errichtung eines Irrenhauses für die preussischen Provinzen jenseits der Weser zu entwerfen.

1820 Eröffn. des **Lincoln-Asylum,** Leicst., Engl., für 50 Kr., unter Dr. E. P. Charlesworth.

1867 Die erste Kirche für **Epileptische** wird in **Laforce,** Frankr., durch Pfarrer Bost eröffnet.

1877 Eröffn. eines **Lehrstuhles** für Psychiatrie an der Facultät zu **Nancy,** Frankr.; Ernennung des Dr. Christian dazu. Klinische Demonstrationen im Asyle Maréville bei Nancy.

26. 1794 Geb. Dr. **J. P. Falret,** Gründer der Privatanst. zu Vanves bei Paris, zu Marsillac († 28. Oct. 1871).

1876 Eröffn. des „Asylum for Feeble-minded Children of the State of Jowa at **Glenwood**".

27. 1653 Gründung der **Salpêtrière** in Paris, Frankr., als allgemeines Hospital für die Armen von Paris und Vorstädte.

1806 Prof. **E. von Feuchtersleben,** Verf. der „Diätetik der Seele", geb. in Wien († 3. Sept. 1849).

1838 Irren**gesetz** in **Genf,** Schweiz „Arrété du conseil d'état sur l'inspection superieure de l'établissement public des aliénés".

1849 Eröffn. der Irrenanst. (Gesticht) zu **Meerenberg,** Holland, unter Dir. Dr. Everts.

1865 Das reichste Kloster Steyermarks, das Benedictinerstift **Admont, brannte** durch einen Cretin angesteckt, ab. 7 Menschen verbrannten. Das Feuer wüthete bis zum 2. Mai.

1884 **Gesetz** in **Holland** zur Regelung der Staatsaufsicht über Irre und Irrenanstalten (Ausführung vom 27. April 1884 im „Staatsblad S. 96 und 186").

1869 Eröffn. der Irrenpflegeanst. zu **Kosmanos**, Böhmen, unter Primararzt Dr. Kutil.

28. 1837 Eröffn. von „Springfield House Asylum“, **Bedford**, Engl., unter Dir. Dr. John Starris. Privatanst. für die höheren Klassen.

1841 Der 6. sächsische Prov.-Landtag genehmigt das Project des Neubaues der Prov.-Irrenanst. bei **Halle a. S.**, Prov. Sachsen.

1842 † Dr. **Charles Bell**, Neuropatholog, (geb. 1774 zu Edinburgh) zu Worcestershire (nach Anderen am 28. Mai).

1859 † Prof. **Johannes Müller**, Physiolog, in Berlin (geb. 14. Juli 1801). „Phantastische Gesichtserscheinungen 1826.“ „Bell'scher Lehrsatz 1831.“

1869 Eröffn. der psychiatrischen **Klinik** zu **Halle**, Prov. Sachsen, durch Dr. M. Köppe.

29. 1862 In der Anst. zu **Linz** erschlug ein Kranker in der Tischlerwerkstatt einen anderen mit dem Beile ohne Anlass.

30. 1818 Das Irrenhaus brannte in **Salzburg** ab. Man musste die Irren 2 Tage und 2 Nächte im Freien verpflegen.

1865 1. Sitzung der „Caisse d'assistance mutuelle des médecins aliénistes“ in **Paris** für Wittwen und Waisen der Irrenärzte; angeregt durch Baillarger.

1868 Eröffn. des „Connecticut Hospital for Insane“ zu **Middletown**, Conn., Amer., unter Dir. Dr. A. M. Shew mit 12 Kr. Für 450 Kr. Kosten 640,043 Dollars. Jetzt 863 Kr.

Mai.

1. 1657 Eröffn. der **Salpêtrière** zu Paris, zunächst für Bettler. Der Architect Libéral Bruant erbaute auf Befehl des Parlament-Präsidenten Pomponne de Ballière das Gebäude an der Stelle eines Hauses im Quartier St. Marcel, Strasse Poliveau, wo man Salpeter präparirte. Erst 1802 wurde sie den Irren allein überlassen.

1779 Geb. Dr. **Alex Morison,** Arzt vom Bethlem Hosp., zu Anchorfield bei Edinburgh († 14. März 1866).

1817 Eröffn. des „Asylum for the Relief of Persons deprived of the use of their reason" zu **Frankford, Philadelphia,** Pennsylv., Amer., durch die Quäker für 55000 Doll., für 95 Kr. Jetzt Dir. Dr. J. C. Hall.

1832 Eröffn. der psychiatrischen **Klinik** in **Berlin** durch Prof. Dr. K. W. Ideler.

1833 Eröffn. der Irrenabth. zu **Morlaix,** Dép. Finistère, Frankr., für Frauen.

1850 Eröffn. der Idiotenanst. in **Fellgersburg** bei Stuttgart, Württ., durch Heinrich Helferich.

Beginn der psychiatr. **Klinik** zu **Erlangen** unter Dir. Dr. Solbrig, Dir. der Kreisirrenanst. daselbst. Fortges. seit 1859 durch Prof. Dir. Dr. F. W. Hagen.

1851 Eröffn. der psychiatr. **Klinik** in der Irrenanst. zu **Maréville,** Frankr., durch Dr. M. Morel.

1852 Eröffn. der Priv.-Irrenanst. zu **Göppingen,** Württ., durch Dir. Dr. Landerer.

Eröffn. der Heilanstalt für weibliche Gemüthskranke zu **Kaiserswerth,** Rheinpr., durch Pfarrer Fliedner (Diaconissenhaus). Neubau auf dem Johannisberge.

Eröffn. des „Missouri state Lunatic asylum" zu **Fulton,** Amer., für 100 Kr. unt. Dir. Dr. Smith. 4stöckiges Gebäude.

1862 Eröffn. der Privatheilanst. „Asyl St. Gilgenberg" bei Bayreuth für männl. Kr. unter Dir. Dr. Falco.

† Prof. **J. L. C. Schroeder van der Kolk** in Utrecht, Holland (geb. 14. Mai 1797).

1866 Eröffn. der **Klinik** der Geistes- und Nervenkrankheiten zu **Berlin** durch Prof. Dr. W. Griesinger.

1867 Eröffn. der Irrenanst. **St. Anne** bei Paris, erbaut nach Plänen von Dr. Girard de Cailleux, unter 4 Aerzten, darunter Magnan.

1868 Eröffn. der Idiotenanst. zu **Normansfield,** Hampton Wick, Midd., Engl., unter Dir. Dr. Langdon Down, für schwachsinnige Kinder beiderlei Geschlechtes.

Eröffn. der Privatanst. zu **Königshof** bei Münden, Hannover, durch Dir. Dr. A. Seebohm.

1870 Schluss der Irrenanst. zu **Passau** in Niederbayern, nach 78j. Gebrauche.

Eröffn. der **Irrencolonie** Reckwitz in der Landesanst. **Hubertusburg,** Königr. Sachsen, unter Dir. Dr. Ehrt.

Eröffn. der Idiotenanst. in Norrtullsgatan, **Stockholm,** Schweden, für 6 Kinder. 1883 35 Zöglinge.

1872 Eröffn. der Privat-Irrenheil- und Pflegeanst. zu **Keuschberg,** Kreis Merseburg, durch Friederike Bauer. 30 Plätze.

1873 Eröffn. des „Jowa Hospital for the Insane" at **Independence,** Jowa, Amer., unter Dir. Dr. Gersham H. Hill, für 575 Kr.

1874 Eröffn. des „New York State Homeopathic Asylum for the Insane" zu **Middletown,** N. Y., Amer., unter Dir. Dr. Selden H. Talcott, für 375 Kr.

Eröffn. des „Kieth Home" zu **Brooklyn,** N. Y., Amer., durch Lydia Kieth, für 9 Frauen.

1875 Eröffn. der neuen Privat-Irrenanst. zu **Novara,** Ital., unter Dir. Dr. Todi.

1878 Schluss der Irrenheilanst. zu **Siegburg,** Rheinprov., nach 53j. Wirksamkeit.

Eröffn. der Prov.-Irrenanst. zu **Düren,** Rheinprov., unter Dir. Dr. Ripping, für 300 Kr. Neubau.

1879 Eröffn. von Comfers, **Hampton Wick,** Middlesex, Engl., unt. Dir. Dr. Langdon Down, für Erziehung und Behandlung junger ladies und Mädchen, die an Neurosen leiden.

1881 Eröffn. der **Colonie** in der Prov.-Anst. „Hospiz Marienthal" bei Münster, Westphal., unter Dir. Dr. Gerlach.

Eröffn. der **Idiotenanst.** „Wilhelm-Augusta-Stiftung" zu **Liegnitz,** Schlesien, mit 10 Kindern unt. Lehrer Glaman, aus freiwilligen Beiträgen.

1882 Erscheinen der **Zeitschrift** „The Amer. J. of Neurol. and Psych." Edit. by T. A. **McBride,** M. D.

1883 Eröffn. der Anstalt für männl. **Epileptische** zu **Mariaberg,** Aachen, Rheinpr., errichtet durch den Orden der Alexianer auf einem Gute bei Aachen. Für Katholische der Rheinprovinz durch die Landesdirection bestimmt. Vergrössert 1884. 400 Betten.

Errichtung der Erziehungsanst. für 40 **schwachsinnige** Knaben durch die gemeinnützige Gesellschaft in der **Schweiz** unt. Dir. Karl Kölle.

2. 1797 Geb. Dr. D. **Mansfeld,** Dir. der Irrenanst. in Braunschweig von 1856 an († 10. Sept. 1863) zu Braunschweig.

1874 Eröffn. der psychiatr. **Klinik** in **Graz,** Steyermark, durch Prof. Dr. von Krafft-Ebing.

1885 Gründung eines Pensionsfonds des Wartpersonales der Irrenheilanst. **Burghölzli** bei Zürich, Schweiz, unt. Dir. Dr. Forel mit 13000 Frcs. Erster in der Schweiz.

3. 1819 Nach einer kgl. Kabinetsordre sollen in der Irrenabth. in **Berlin** unheilbare Kranke nicht geduldet werden. Zurückgenommen den 2. Juni 1823.

1836 Eröffn. der Privat-Heilanst. zuerst in Möckern, Herbst 1839 im Neubau zu **Thonberg** bei Leipzig, durch Dir. Dr. Ed. Güntz für 10 Kr. 1885 Bestand 54 Kr. 1886 50j. Jubiläum. Terrain 3 ha 92 ar.

1866 Der Staatsrath des Canton **Freiburg,** Schweiz, gibt gesetzliche Bestimmung über die Irren des Cantons.

1882 Eröffn. der **Irrenklinik** der Univ. **Leipzig,** durch Prof. Dr. P. Flechsig. Neubau für 130 Kr., „welche für den klinischen Unterricht in der Psychiatrie in Betracht kommen“.

4. 1776 Geb. J. F. **Herbart,** Philosoph, zu Oldenburg († 14. Aug. 1847).

1868 Eröffn. der Anst. für schwachsinnige Kinder auf dem Wyler bei **Bern,** Schweiz, unter Pfarrer C. Appenzeller.

1877 Eröffn. der psychiatr. **Klinik** der Prov.-Irrenanst. in **Marburg** durch Prof. und Dir. Dr. Cramer.

5. 1849 † Dr. J. **Macdonald,** fr. Arzt am Bloomingdale Asylum, Amer., später Dir. einer Privatirrenanst., an doppelseitiger Pneumonie.

1866 Eröffn. der psychiatr. **Klinik** zu **Göttingen** durch Prof. Dr. L. Meyer.

1878 Eröffn. der psych. **Klinik** an der Irrenanst. St. Pierre zu **Marseille,** durch Dir. Dr. Lagardelle.

1883 † Dr. M. **Heuser,** Med. R. und Dir. der Prov.-Irrenanst. Eichberg, Nassau, 54 J. alt, an Apoplexie.

6\. 1809 Geb. Dr. **Pontier,** ärztl. Dir. der Irrenanst. zu Aix, Prov., Frankr., zu Aix († 15. März 1878).

1847 Eröffn. der Idiotenanst. in **Mariaberg,** Oberamt Reutlingen, Württ., unter Dr. Rösch mit 15 Zöglingen in einem früheren Benedictinerinnen-Kloster.

1868 Eröffn. der **Irrencolonie Zschadras** an der Irrenpflegeanst. Colditz, Königr. Sachsen, unter Dir. Dr. Voppel.

1875 † Medicinal-Rath Dr. **Sondén** zu Stockholm, Schweden.

1883 Gründ. der „Stephanie-Stiftung" f. Idioten in **Wien,** Oester.

1886 † Dr. **Legrand du Saulle,** Arzt an der Salpêtrière in Paris, psych. Schriftsteller (geb. 10. April 1830).

7\. 1829 Beschluss der Behörde in **Berlin,** die neue Charité zu erbauen, in welche Irre, Syphilitische, Krätzige und gefangene Kranke verlegt wurden.

1845 Eröffn. der Landesanstalten zu **Hubertusburg,** Königr. Sachsen, für weibliche Irre, unter Dir. Dr. Weigel.

1859 Eröffn. des „Manicomio de Nueva Bethlen" zu S. Gero de Cassoba, **Barcelona,** Span., Privatanst. der Sociedad Mas y Companacia, für 102 Kr. (59 M. 43 F.). In der Vorstadt von Barcelona. Ursprünglich in Garcia gegründet, 1873 nach S. Gero gelegt. Ein ärztl. Dir. und 2 Hilfsärzte. Schwestern vom heil. Vincenz pflegen. Zur Aufnahme nöthig: ein ärztl. Zeugniss, beglaubigt durch Notar, und Bürgschaft für Zahlung. Verordnungen des Gesetzes von 1822 zu befolgen.

1861 Eröffn. der psychiatr. **Klinik** in **München,** Bayern, durch Prof. Dr. Solbrig.

1870 Eröffn. der **Idioten**anst. zu **Scheuern,** Nassau, unter Dir. M. D. Horny durch einen Verein mit 180 Plätzen.

1877 Eröffn. der Irrenanst. zu **Viborg,** Dänem., unter Dir. Dr. Gad.

1879 Eröffn. der psychiatr. **Klinik** an der Irrenanst. zu **Halle,** Prov. Sachsen, durch Prof. Dr. Hitzig.

8\. 1804 Geb. Dr. **L. Ch. Mérier,** Dir. der Irrenanst. zu Armentières, Frankr., in der Lorraine († 11. Jan. 1876).

1849 Stiftete Königin Victoria in **England** bei Grundsteinlegung der Irrenanst. Colney Hatch einen Fonds zur **Unterstützung** geheilt entlassener Irren.

Zur Grafschafts-Irrenanst. für Middlesex zu **Colney Hatch** wird unter dem Vorsitze des Prinzen Albert der Grundstein gelegt.

1883 **Irrengesetz** in Pennsylvania, Amer.

9. 1728 Eröffn. der Irrenanst. für Männer in **Warschau**, Polen, von Mönchen des Ordens der Bonifrati.

1874 Gründ. der beiden **Unterstützungskassen** für bedürftige Pfleglinge des Grossh. hessischen Landeshospitales zu **Hofheim** und der Grossh. hessischen Landes-Irrenanst. zu **Heppenheim**. Vereinigung beider am 22. Juni 1885.

1884 † Dr. **E. Meyer,** Med.-Rath und Dir. der Irrenanst. Brake, Lemgo, Lippe-Detmold, Deutschl. (geb. 20. Jan. 1818).

10. 1645 **Charenton** bei Paris gegründet durch den Orden der Brüder de la Charité. Dort wirkten 1802 Bleynie, 1806 Royer Collard, 1841 als Adjunkt Calmeil, 1825 Esquirol, 1848 Archambault. Charenton, mit Namen St. Maurice, ist jetzt alleinige Staatsanstalt, „maison nationale de Charenton", und untersteht dem Minister des Innern, während die übrigen in und um Paris der „Assistance publique" zu Paris unterstehen, z. Z. Dr. Christian für männl., Dr. Ritti für weibl. Irre; durchschnittlich 630—40 Kr. Wartpersonal 180.

1800 Geb. Minister **C. v. Bodelschwingh,** hoch verdient um die Reorganisation der Irrenanstalten in der Prov. Westphalen († 10. Mai 1873).

1815 Eröffn. der alten Irrenanst. in **Bernburg,** Dessau. Schluss 1875 nach 60jähriger Wirksamkeit. Früher „Thurm" genannt und den „Miseris et malis" gewidmet, später Armenhaus.

1819 Eröffn. der Irrenanst. zu Fort **Clarence,** Engl., nur für Soldaten.

1837 Eröffn. von Asylum **Leicester,** County Leicester und Rutland, Engl., unter Mr. H. J. Prosser.

1872 Eröffn. der „McFarland Retreat for the Insane" zu **Jacksonville,** Illinois, Amer., unter Dir. und Besitzer Dr. And. McFarland, für 50 Kr.

1882 Eröffn. der psychiatr. **Klinik** an der Prov.-Irrenanst. in **Bonn,** Rheinpr., durch Prof. Dr. W. Nasse.

11\. 1722 Geb. Dr. **Peter Camper,** Prof. der Chirurgie, Anatomie und Botanik, zu Gröningen, Holland, zu Leyden († 7. Apr. 1789) „Gesichtslinie."

1773 Geb. Dr. **Michael von Lenhossék,** Prof. zu Pesth, zu Pressburg († 12. Febr. 1840).

1796 Eröffn. der Irrenanst. „Friends Retreat" zu **York,** Engl., für die Quäker (Samuel Tuke).

1816 Bericht des Etatsrathes Dr. **C. Suadicani** an das Kgl. Schleswigsche Obergericht betreffs der traurigen Lage der Irren in dem Herzogth. **Schleswig** und Holstein.

12\. 1851 40j. Amtsjubiläum von Dr. **J. G. Müller,** Dir. der Irrenanst. in Pforzheim in Baden.

1855 † Dr. **J. H. Seidelin,** Dir. des St. Hans-Hospitals bei Kopenhagen, an Emollities cerebri (geb. 8. Febr. 1786).

1867 † Prof. **Albers** in Bonn, Rheinprov., psychiatr. Schriftsteller und Dir. einer Priv.-Irrenanst. (geb. 14. Nov. 1805).

1874 In **New-York** werden gesetzliche Bestimmungen über die Irrenanst. getroffen. Aufnahmebedingungen erschwert. 2 Aerzte müssen unter Schwur Zeugnisse abgeben und sie müssen schon 3 Jahre Aerzte gewesen sein. In 5 Tagen muss der Richter nach vorhergegangener Untersuchung zustimmen.

13\. 1872 Eröffn. der psychiatr. **Klinik** zu **Strassburg,** Elsass, durch Prof. Dr. von Krafft-Ebing.

1873 Ernennung einer Commission zur Reorganisation des Irrenwesens in **Finnland,** Russl.

1874 Eröffn. des „Departamento en el Hospital de Sta. Cruz" zu **Barcelona,** Prov. Barcelona, Span., reorganisirt vom 15. Sept. 1853 für 312 Kr. (177 M. 136 F.).

1878 Eröffn. des „Danvers Lunatic Hospital" zu **Danvers,** Massach., Amer., unter Dir. Dr. H. R. Stedman, für 625 Kr.

14\. 1734 † Prof. **Georg Ernst Stahl** in Berlin (geb. 21. Oct. 1660).

1797 Geb. Dr. **Schröder van der Kolk,** Prof. in Utrecht, zu Leuwarden († 1. Mai 1862).

1828 † Dr. **J. E. Georget** in Frankr. (geb. 9. Apr. 1795).

1848 Eröffn. des „New Jersey State Lunatic Asylum" zu **Trenton,** New Jersey, Amer., für 500 Kr.

1849 Reglement in **Spanien** für die Reorganisation des Irrenwesens. Es kam erst 1860 zur Ausführung.

1855 Eröffn. der Idiotenschule in **Haag**, Holland, durch Körnfeld. Eröffn. von „Hospital de dementes" zu **Granada**, Prov. Granada, Span., Priv.-Anstalt für 166 (119 M. 47 F.).

1858 † Dr. **F. Engelken**, Dir. der Priv.-Irrenanst. Hodenberg bei Bremen.

1880 Eröffn. der Baracken beim Wenzel-Hanke'schen Krankenhause in **Breslau**, für 100 Kr.

1885 5 geisteskranke Verbrecher, welche die Irrenanst. **Dalldorf** bei Berlin dem Maison de santé in Schöneberg zur Pflege übergeben, revoltiren, stecken den Schlafsaal in Brand und suchen zu entfliehen. Gelöscht und die Flucht verhindert durch herbeigerufenes Militär.

15\. 1796 Geb. Dr. **E. S. Blanche**, Dir. der Privatanst. zu Passy bei Paris, zu Rouen. († 8. Nov. 1852).

1800 Geb. Dr. **J. Knabbe**, Dir. der Provinz.-Irrenanst. Marsberg, Westphal. († 22. Juli 1859).

1810 Eröffn. der früheren Irrenanst. zu **Lausanne**, Canton de Vaud, Schweiz, für 40 Kr. unt. Dir. Jordan (früher Lehrer). Schluss am 22. Juli 1873.

1865 Eröffn. der Idiotenanst. zu **Rastenburg**, Prov. Ostpreussen für 60 Kinder durch Reg.-Praes. von Salzwedell.

1871 Eröffn. der Alexianeranst. für männliche Kr. zu **Crefeld**, Rheinprov.

16\. 1831 Eröffn. der Irrenanst. zu **Hanwell**, Middlesex, Engl., unter Dr. Ellis, für 300 Kr. Von 1839—43 Dr. Conolly, der ausserhalb der Anstalt wohnte.

1870 Eröffn. der neuerbauten Kreis-Irrenanst. zu **Bayreuth**, Bayern unter Dir. Dr. Engelmann.

18\. 1814 Eröffn. der Irrenanst. f. d. Grafsch. Norfolk, Engl., zu Thorpe bei **Norwich** für 160 Kr. Anfangs ohne darin wohnenden Arzt. Von 1844 an Dr. C. Morrison.

1858 † Dr. **Max Jacobi**, Dir. der Irrenheilanst. **Siegburg**, Rheinprov. (geb. 10. Apr. 1775).

1862 † Dr. **John M. Galt**, Dir. des Eastern Lunatic Asylum zu Williamsburg, Virg., Amer. (geb. 19. März 1819).

19\. 1763 Geb. Prof. **J. G. Fichte,** Philosoph. zu Rammenau in Oberlausitz († 29. Febr. 1814).

1766 Geb. Prof. **J. Ch. Hoffbauer** in Halle, Prov. Sachsen († 4. Aug. 1827).

1817 Im Canton Vaud, **Schweiz,** ernennt ein Decret einen Inspector der Irren. Abgeschafft durch das vom 17. Jan. 1851 über die Organisation der öffentl. Anstalten. Die Inspection der privaten und öffentl. Irrenanst. fällt dem 1. Polizeiarzt und Vicepräsidenten des Gesundheitsrathes zu.

1873 † Dr. **C. Stahl,** Dir. der Irrenanst. Karthaus Prüll, Königr. Bayern (geb. 23. März 1811).

1880 Eröffn. der Irrenanst. **Saargemünd,** Lothringen, unter Dir. Dr. Freusberg. Vollenduug des 1873 begonnenen Baues den 30. Oct. 1884.

1885 Irren**gesetz** in **Spanien** unter König Alphonso und Minister Romero.

20\. 1838 Eröffn. der Irrenanst. Vernets bei **Genf,** Schweiz, unter Dir. Nourrisson und Oberarzt Dr. Coindet.

1876 Eröffn. der ersten (constit.) Wander-**Versammlung** der süddeutschen Neurologen und Irrenärzte zu Baden-Baden unter Drr. Ludwig und Schüle.

1877 Eröffn. der Privat-Irrenanst. des Prof. Dr. Esquerdo bei **Madrid,** Span., im Dorfe Carabanchel Alto.

1878 † Dr. **P. Prosdocimo Salerio,** Venedig, Ital., Dir. der Irrenanst. S. Servolo in Venedig (geb. . . . . .) vom Orden Fate-Bene Fratelli.

21\. 1817 Geb. Dr. **R. H. Lotze,** zuletzt Prof. in Berlin, zu Bautzen: „Medic. Psychologie und Physiologie der Seele 1851.“ († 1. Juli 1881.)

1849 Eröffn. der Idiotenanst. zu **Rieth,** Württ., unter Dr. Müller. (Später zu Winterbach, dann in Schloss Stetten.)

1862 Eröffn. der Pflege- und Bewahranst. f. erwachsene männl. **Epileptische** auf der Pfingstweide bei **Tettnang,** Württ., für 20 Kr. unt. dem Hausvater Heinrich Egli durch einen Verein. Jetzt Hausvater J. Schrade mit Zweiganstalt 4 Min. entfernt für 9 Pfleglinge als sein Eigenthum.

1873 Dr. **Lutwidge,** Commiss. of lunacy in Engl., in **Fis-**

herton House Asylum in Gegenwart von Arzt und Oberwärter durch einen Kranken am Kopfe mit einem Nagel schwer verletzt und stirbt daran am 28. Juni.

22\. 1864 Eröffn. der Idiotenanst. zu Schloss **Stetten**, Württ., durch Uebersiedlung der Kranken aus Winterbach, unt. Dir. J. Landenberger.

1878 Die Irrenpflegeanst. zu Schloss **Moritzburg**, Kreis Peitz, Filiale der Prov.-Irrenanst. „Rittergut Altscherbitz", Prov. Sachsen, wird aufgelöst.

23\. 1733 Geb. Dr. **Fr. Mesmer** zu Itzwang am Bodensee († 5. März 1815). Erfinder des Mesmerismus.

1807 Geb. Dr. **Samuel Warren**, Irrenarzt und Novellist in Engl., in Gresford bei North-Wales.

1854 50j. Doctorjubiläum von Dr. **G. H. Bergmann**, Dir. der Irrenanst. Hildesheim, Hannover.

1864 Eröffn. der Irrenanst. in **Frankfurt** a. M. mit Abth. für **Epileptische** unter Dir. Dr. H. Hoffmann. Neubau für 200 Kr. Schluss der alten Anst. nach 89j. Wirksamkeit.

24\. 1795 **Pinel** in Paris nahm 49 Kr. in Salpêtrière die Ketten ab, liess sie am Tage in den Höfen umherspazieren, sicherte sie während dieser Zeit durch eine Zwangsweste und liess sie Nachts frei in ihrer Zelle („4 Florial an VI de la republique").

1799 Geb. Dr. **Wm. Maclay Awl** in Harrisburg, Pens., Amer., Dir. der Irrenanst. zu Columbus, Ohio, seit 1838 bis 1850 († 19. Nov. 1876).

1869 Bildung eines **Vereines** für die Pflege **schwachsinniger** Kinder in Schweden auf Anregung des Prof. Dr. Kjelberg in Upsala.

25\. 1746 Rescript der Regierung des Königr. Württemberg, welches die Errichtung des mit dem Zuchthause zu **Ludwigsburg** combinirten „Tollhauses" verordnet. 1812 Schluss desselben nach 66j. Benutzung. Uebersiedelung nach Zwiefalten.

1829 Es beginnt die Verwaltungs-Commission der Stände in **Schlesien** über die Irrenanstalten.

1875 Revision der **gesetzl.** Bestimmungen vom 12. Mai 1874 in

New York. Commissioners in lunacy ernannt mit 5000 D. Gehalt und grossen Vollmachten.

1880 Eröffn. der „National-Irrenanstalt" von Uruguay zu **Montevideo,** unter Dir. Dr. Canaveris.

26. 1832 Geb. Dr. **J. Max Koeppe,** Dir. der Irrenanst. zu Nietleben und Rittergut Altscherbitz († 30. Jan. 1879).

1882 † Prof. Dr. **Siebert,** Dir. der Irrenanst. zu Jena (geb. 22. Febr. 1829).

27. 1798 Geb. Dr. **Amelung,** Dir. der Irrenanst. in **Hofheim,** Grossh. Hessen, in Bickenbach (ermordet durch einen Irren 19. Apr. 1849).

1863 Eröffn. von **Broadmoor** Criminal Lunatic Asylum, Parochie Sandhurst, Berksh., Engl., unter Dr. John Meyer mit 290 Acres Terrain und 166350 Pfd. St. Kosten für 563 Kr. (6 Abth. für M., 3 für F.). Von 1870—31. Mai 1886 Dir. Dr. Orange, der von 1863 an Assistent war. Nachfolger der bisherige Assistent Dr. Nicolson.

1872 Bildung eines **Schutzvereines** für Irre in der Prov. **Westphalen.**

28. 1827 Eröffn. des „Perth James Murray Lunatic Asylum" zu **Perth,** Schottl., am Tay in Linienform von Burn gebaut für 150 Kr.

1842 † Dr. **Ch. Bell,** Neuropatholog, in Worcestershire, Engl., cf. 28. April (geb. 1774 in Edinburgh).

1885 † **Johanna Nathusius,** verdient um die Entwicklung des deutschen Idiotenwesens (geb. 18. Nov. 1828).

29. 1841 **Irrengesetz** in **Holland.** („Staatsblad No. 20").

1847 Neues Irren**gesetz** in **Sachsen-Weimar,** wie es noch heute in Geltung ist.

30. 1784 Geb. Dr. **W. Ruër,** fr. Dir. der Prov.-Irrenanst. zu Marsberg, Westphal. († 17. December 1864) zu Meschede.

1827 Eröffn. der Irrenanst. in **Hildesheim,** Hannover, unter Dir. Dr. Bergmann.

1853 † Dr. **E. G. Pienitz,** Dir. der Irrenheilanst. Sonnenstein, Königr. Sachsen, an Altersschwäche (geb. 20. Aug. 1777).

1877 50j. Jubiläum der Irrenanst. in **Hildesheim,** Hannover, unter Dir. Dr. Snell.

31. 1865 † Architekt **O. Pichler**, Erbauer der Irrenanstalten zu Frankfurt a. M. und Hildburghausen, am Typhus.

1872 † Prof. Dr. **A. v. Solbrig**, Dir. der Kreis-Irrenanst. zu München, am Typhus (geb. 17. Sept. 1809).

Juni.

1. 1821 Eröffn. des „Bloomingdale Asylum for Insane (Dép. of N. Y. Hos.)“ zu **New-York**, Amer., unter Dir. Dr. Nielson, für 240 Kr.

1826 Eröffn. der öffentl. Irrenanst. **Warneford** bei Oxford, Engl.

1843 Eröffn. der Irrenanst. zu **Glasgow**, Schottl., von J. C. Wilson im Tudor-Gotthischem Style erbaut mit 72,000 Pfd. St. für 500 Kr. unter Dr. Hutcheson.

1860 Eröffn. der Irren-Heil- und Pflegeanst. **Rosegg**, Cant. Solothurn, Schweiz, mit 200 Betten unter Dir. Dr. J. Gerni.

1862 Eröffn. des „Asyles **Carlsfeld**“, Privatheilanst. der Prov. Sachsen, durch Dir. Dr. H. Niemeyer für 30 Kr.

1868 Eröffn. der „Vereinigte Versorgungsanstalt“ am Alserbache in **Wien**. Neubau. 1883 darin 379 Irre.

1881 Eröffn. der Aufnahmestation (Irrenheilanst.) für Irre in **Abo**, Finnland, Russl., neben dem Prov.-Lazarethe.

† Dr. **Fr. Fischer**, Dir. der Heil- und Pflegeanst. zu Pforzheim, Baden (geb. 26. Aug. 1815).

1882 Eröffn. des „Private house“ zu **Wawa**, Pennsylv., durch Besitzer Dr. A. T. Livingston, für 8 Männer.

Eröffn. von „Sheboygan County Chronic Insane Asylum“ zu **Sheboygan**, Wisc., Amer. unt. Dir. Dr. A. J. Wiffin, für 51 Kr.

1886 Eröffn. des „Sanatorium für Nervenkranke“ zu **Graz**, Steyermark, durch Prof. Dr. von Krafft-Ebing für 40 Kr.

2. 1827 Geb. Dr. **E. Loewenhardt**, Dir. der Irrenheilanst. Sachsenberg, Meckl enb., in Prenzlau († 21. Apr. 1869).

Durch Landtagsabschied werden die Irrenanstalten **Schlesiens** der ständischen Verwaltung übergeben.

1843 † Dr. **S. Hahnemann**, Homöopath und früher Dir. einer Priv.-Irrenanst. bei Gotha (geb. 10. Apr. 1755).

1848 Eröffn. der **Sommercolonie** St. Margarethenberg bei der Cantonal-Irrenanst. **St. Pirminsberg**, Schweiz.

1861 Gründung einer phrenopathischen **Gesellschaft** zu **Aversa**, Ital.

1876 Eröffn. der landwirthschaftl. **Colonie** bei Bethesda, der Prov.-Irrenanst. zu **Lengerich**, Westph., unter Dir. Dr. Vorster.

1879 Eröffn. des „Kansas State Insane Asylum“ zu **Topeka**, Kansas, Amer., unter Dir. Dr. A. P. Tenney, für 250 Kr.

1882 Im Hospiz der Pensionäre de la Grave zu **Toulouse**, Frankr., tödtete ein Kr. mit Grössenwahn, der zu Fluchtversuchen neigte, den Portier mit einem Holzscheite.

3. 1828 Geb. Dr. **L. V. Marcé**, Arzt von St. Anne, Bicêtre und Dir. einer Privatanst. zu Paris, zu Paris (gest. Aug. 1864).

1850 Eröffn. von „**Birmingham** Boro Asylum Winson Keen“, Engl., unter Dir. Thomas Green Esq.

4. 1871 † Dr. **Fr. Holst**, Prov. in Christiania, Norw., psych. Schriftsteller (geb. 14. Aug. 1791).

1878 † Prof. **Carlo Livi**, Dir. der Irrenanst. zu Reggio, Ital., an Apopl. cer. (geb. 8. Sept. 1823 zu Prato).

1880 Eröffn. des Asyles für **Epileptische** zu **Rotenburg**, Hann., durch einen Verein mit 76 Plätzen. Arzt Dr. Jahn.

5. 1882 † Dr. **Lagardelle**, Dir. der Irrenanst. zu Bordeaux und Prof. der Psychiatrie, 44 J. alt.

6. 1804 Geb. Dr. **Ed. Ducpétiaux** zu Brüssel, Generalinspector der Irrenanstalten in Belgien († 26. Juli 1868).

1844 Der **Hilfsverein** für aus der Salpêtrière entlassene weibl. Kranke beschliesst, dass auch die aus Bicêtre entlassenen männlichen Reconvalescenten unterstützt werden.

1857 **Feuer** in der alten Irrenanst. zu **Avignon**, Frankr., während Alles umher und die untersten Stockwerke seit 31. Mai überschwemmt waren. Im Trockenraum entstanden.

1876 Eröffn. der Prov.-Irrenanst. in **Marburg**, Hessen, unter Dir. Dr. Cramer. Neubau in Pavillonform für 1,616 985 M.

1884 **Mordversuch** auf Dr. Orange, Dir. der **Anstalt** für irre Verbrecher zu Broadmoor bei London durch einen seiner Kranken mit einem in ein Taschentuch gewickelten Steine. Er genas, kränkelte aber von da an und nahm deshalb am 31. Mai 1886 seinen Abschied.

7\. 1814 Geb. Dr. **C. Ferd. Kern,** Dir. und Gründer der Idiotenanst. zu Möckern bei Leipzig, Königr. Sachsen, zu Eisenach († 10. Dec. 1868).

1815 Emanation des Act. „regulating mad-houses in **Scotland**" (55 Ge. III c. 69).

1817 Patent König Frederik VI., wonach das mit dem Glückstädter Zuchthause verbundene Irrenhaus getrennt und eine Irrenanst. für die Herzogthümer bei **Schleswig** gebaut werden soll.

1824 Geb. Dr. **B. von Gudden,** Prof., Dir. der Irrenanst. bei München seit 1872, zu Cleve. Vorher 1855 Dir. in Werneck, 1869 Prof. und Dir. in Zürich. († 13. Juni 1886.)

1866 † Dr. **Charles H. Stedman,** Dir. der Boston Lunatic Hospital, Amer. (geb. 17. Juni 1805).

8\. 1870 Beschluss des Grossen Rathes in **Luzern,** Schweiz, zur Errichtung einer kantonalen Irrenanstalt (St. Urban).

1878 Gründ. des **Hilfsvereines** für arme Irre im Canton **Baselstadt** durch die Gemeinnützige Gesellschaft auf Antrag des Prof. Wille.

1883 † Dr. **J. B. Petit,** dir. Arzt der Irrenabth. zu St. Jacques bei Nantes, Frankr. (geb. 19. Apr. 1824).

9\. 1828 Eröffn. der Irrenanst. zu **Perth,** Schottl., für 80 Kr.

1839 Grundsteinlegung der Heil- und Pflegeanst. **Illenau,** Baden.

1861 Eröffn. des Erziehungshauses „Zum guten Hirten" für 59 schwach- und blösinnige Mädchen zu **Hasserode** bei Wernigerode. Vgl. 10. Oct. od. 9. Juli.

1872 † Dr. **Fr. v. Dreer,** Dir. der Irrenanst. zu Trient, Oesterr. 60 J. alt.

10\. 1305 Gründ. des „Maison de St. Esprit" zu **Upsala,** Schweden, für erkrankte und sieche Wanderer, auch für Irre, durch die „Faternitates".

1787 Geb. Dr. **Sam. B. Woodward,** Dir. der Irrenanst. zu Worcester, Mass., Amer., zu Torrington, Connect. († 3. Jan. 1850).

1882 Einweihung des Denkmals **Flemming's** auf der Heilanst. Sachsenberg, Mecklenb.

11. 1744 Geb. Prof. **E. Platner** in Leipzig († 27. December 1818 in Geistestörung).

1841 In der Irrenanst. zu **Neuruppin,** Brandenb., wird Dr. Wallis an die Spitze der Anstaltsleituug gestellt.

12. 1776 Geb. Dr. **K. F. Burdach,** Prof. in Königsberg, zu Leipzig († 16. Juni 1847). „Vom Bau und Leben des Gehirns. Leipzig 1819."

Geb. Dr. **H. Bergmann,** Dir. der Irrenanst. zu Hildesheim, Prov. Hannover († 29. Oct. 1861) zu Erichshagen 1855 emer.

1845 Antrag in der Hessischen Kammer, eine Staatsanstalt für heilbare Irre an der Landesuniversitat **Giessen** zu errichten, durch Dr. Amelung, Dir. der Irrenanst. zu Hofheim, veranlasst.

1865 † Dr. **G. Noroy,** Dir. der Irrenanst. zu Montdevergues, Frankr. (geb. 25. Nov. 1801).

13. 1665 Geb. **Ant. Pacchioni** zu Reggio, Ital. „Anatomie und Physiologie des Gehirns" († 5. Nov. 1726).

1728 Gründ. der Irrenanst. für Männer zu **Warschau,** Polen.

1877 Beginn des Baues der Irrenpflegeanst. zu **Dalldorf** bei Berlin.

1881 **Feuer** in der Provinzial-Irrenanst. zu **Nietleben** bei Halle, Prov. Sachsen. Bald gelöscht. Ursache unbekannt.

1886 † Dr. **B. von Gudden,** Prof. der Psych. und Dir. der Irrenanst. zu München, den Opfertod bei einem Rettungsversuche des seiner Behandlung anvertrauten Königs Ludwig II. im Stahremberger See (geb. 7. Juni 1824).

14. 1808 Geb. Dr. **Rüppell,** Dir. der Prov.-Irrenanst. zu Schleswig, in Schleswig († 30. Dec. 1879).

1841 Irren**gesetz** in **Genf,** Schweiz. „Arrété du conseil d'état sur l'administration de la maison cantonale des aliénés.

1879 † Dr. **C. Rosenkranz,** Prof. der Philos. zu Königsberg. Er trug noch bis 1857 Psychiatrie vor (geb. 23. April 1805).

15\. 1852 † Dr. **F. Groos**, Dir. der Irrenanst. zu Heidelberg, Baden, zu Eberbach am Neckar (geb. 23. Apr. 1768).

1868 Eröffn. der neuerbauten Irrenanst. zu **St. Luc**, Dép. Pyrénées, Frankr., unter Dr. Anzouy.

1880 Eröffn. der **Irrencolonie** bei der Provinzial-Irrenanst. **Allenberg**, Ostpr., unter Dir. Dr. Jensen.

16\. 1873 † Prof. **M. H. Romberg** in Berlin (geb. 11. Nov. 1795).

1885 Eröffn. des „Halloway Sanatorium" in St. Anne's Health, Stat Virginia Water bei **Windsor**, Engl., durch den Prinzen von Wales, gegründet mit 300,000 Lstr. von dem Pillenfabrikanten und Philanthropen Thomas Halloway zur Aufnahme von heilbaren Irren der mittleren und oberen Klasse unter billigen Bedingungen.

17\. 1741 Eröffn. der Irrenanst. der Grafsch. Surrey, Engl., zu **Springfield**, 6 engl. Meil. von London b. Wandsworth, mit 97 Acker.

1805 Geb. Dr. **Charles H. Stedman**, Dir. des Boston Lunatic Hospital, Amer., in Lancaster, Mass. († 7. Juni 1866.).

1859 Eröffn. des „Eastern Counties Asylum for Idiots and Imbeciles" zu **Essen Hall**, Colchester, Engl., unter Sup. W. Millard, mit 99 Kr., jetzt 200.

1867 Eröffn. des Surrey County Asylum zu **Brookwood**, bei Woking, Engl., unter Dr. Th. N. Bruchfield; jetzt Dir. Dr. J. E. Barton.

18\. 1850 Veröffentlichung des **Belgischen Irrengesetzes**. „Sur le régime des aliénés". Giebt den Weg zur Errichtung der Anstalten an. Recht der Regierung, sie zu schliessen und zu controlliren. Die Ausgaben fallen den Communen anheim. Verbrecherische Irre sollen einer bestimmten Anstalt überwiesen werden.

1881 Dr. **G. Marchant**, ärztl. Dir. der Irrenanst. Braqueville, Frankr., wird von einem kranken Officier mit Verfolgungswahnsinn erschossen, der einen Revolver seit seinem Eintritt in die Anst. am 20ten Tage vorher bei sich versteckt hatte. Tod am 21. Juni (geb. 11. März 1813).

19\. 1858 † Prof. Dr. **E. Huschke**, in Jena, Deutschl., an Gehirnentzündung („Schädel, Hirn und Seele des Menschen und der Thiere 1854") (geb. 14. Dec. 1797).

20. 1787 Geb. Dr. **Cl. v. Köstlin**, verdient um das Irrenwesen Württemberg's, zu Nürtingen († 18. Aug. 1859).

1849 Gesetzliche Bestimmungen für die Geisteskranken in **Spanien**

21. 1866 Eröffn. der Irrenanst. zu **Hildburghausen**, Hildburghausen, unter Dir. Dr. Liebmann mit 54 Kr. aus der alten Anst.

1869 Emanation der neuen Gewerbeordnung für den **norddeutschen** Bund, welche die Bedingungen feststellt, unter denen Privat-Irrenanstalten errichtet werden dürfen.

22. 1886 † Dr. **Alb. Vorster**, Dir. der Prov.-Irrenanst. „Bethesda" zu Lengerich in Westph. nach längerem Gehirnleiden (geb. 1821 zu Hamborn).

23. 1819 Die Irrenanst. **St. Venant**, Dép. Pas-de-Calais, Frankr., wird zur Departemental-Irrenanst. bestimmt.

1851 Grundsteinlegung des neuen St. Joris-Hospitales (Irrenanstalt) zu **Delft**, Holland.

1853 **Verein** der Irrenärzte in **England** unter Dr. Sutherland, Dir. der Irrenanst. St. Lucas in London.

24. 1797 Dr. **J. G. Langermann** in Leipzig vertheidigt seine Diss. „de methodo cognoscendi curandique animi morbos stabilienda".

1862 Eröffn. der Privatanst. zu **Ilten** bei Hannover, unter Dir. Dr. Wahrendorff.

1882 Eröffn. der Anstalt für idiotische Taubstumme in **Wilhelmsdorf**, Württ., unter Dir. J. Zieler.

25. 1812 Eröffn. der Irrenheil- und Pflegeanst. zu **Zwiefalten**, Württ., unter Dr. Schreiber.

1820 Geb. Dr. **L. Binswanger**, Dir. und Gründer der Priv. Heilanstalt Asyl Bellevue, Kreuzlingen, Schweiz († 5. Aug. 1880).

26. 1793 † Prof. **K. Ph. Moritz** zu Berlin, Herausg. des „Magazin für Erfahrungsseelenkunde" (geb. 15. Sept. 1757).

1884 † Dr. **Moreau (de Tours)**, Chef-Arzt an der Salpêtrière zu Paris, Mitbegründer der Soc. med.-psych., Leiter der von Esquirol zu Ivry gegründeten Anst. zusammen mit Baillarger und Marcé. Verf. der „Psychol. pathologique" (geb. 1804 zu Montrésor).

27. 1802 Geb. Dr. **G. Blumroeder** zu Nürnberg. „Ueber das Irrsein oder anthropol. psychiatrische Grundsätze. Lpz. 1863" († 23. Dec. 1853).

1864 Eröffn. des „Departamento en el Hospital Civil“ zu **Palma**, Prov. Baleares, Span., für 60 (32 M. 28 F.) aus der Provinz.

Eröffn. des „Departamento en el Hospital de Agados“ zu **Cordoba**, Prov. Cordoba, Span., für 48 (27 M. 21 F.).

Eröffn. des „Departamento en el H. de Sta. Catalina“ zu **Gerona**, Prov. Gerona, Span., Prov.-Anst. für 53 (31 M. 22 F.).

Eröffn. des „Departamento en el Hospital provincial“ zu **Oviedo**, Prov. Oviedo, Span., Prov.-Anst. für 44 (23 M. 21 F.).

Eröffn. des „Departamento en el Hospital provincial“ zu **Soria**, Prov. Soria, Span., Prov.-Anst. für 5 (3 M. 2 F.).

Eröffn. der „Casa provinzial de Beneficencia“ zu **Teruel**, Prov. Teruel, Span., Prov.-Anst. für 90 (46 M. 44 F.).

1882 Eröffn. von „Boreatton Park Asylum“, **Sropshire**, Engl., für 28 Kr., unter O. Sankey; fr. „Sandywell Park Asylum“.

1886 † Dr. **Fr. Meyer**, Dir. und Gründer der Privatirrenanst. zu Eitorf, Rheinpr., welche er 1879 auflöste. 1. Assist. Jacobi's in Siegb. (geb. 3. Aug. 1803).

28. 1792 Beschluss der Quäker, bei **York**, Engl., eine Irrenanst. zu bauen.

1839 In **Winnenthal**, Württ., steht um Mitternacht der Betsaal, Altar und Orgel in Flammen, muthmasslich von einem Kranken angelegt. Gelöscht in 1 Stunde.

1875 Im Königr. **Preussen** werden von nun an die Directoren der Irrenanstalten vom Provinzialausschuss ernannt und haben Rechte und Pflichten eines mittelbaren Staatsbeamten.

1876 Eröffn. der Prov.-Irrenheil- und Pflegeanst. „Rittergut **Altscherbitz**“, Prov. Sachsen, unter Dir. Dr. M. Koeppe.

30. 1838 Veröffentlichung des **Französischen Irrengesetzes.**

1841 Die Anstalt zu **Bordeaux**, Frankr., wird durch Anstellung eines Directors, Barroux, nur Irrenanst. für kranke Frauen.

1852 Eröffn. von „Warwick County Lunatic Asylum“ zu **Halton** bei Warwick, Engl., unter Dir. Dr. Parsey, für 200 Kr. Jetzt 670 Kr. mit separatem Gebäude für Idioten unter Dr. Sankey.

1870 Eröffn. der St. Josephs-Anstalt für Cretinen zu **Herthen,** Amt Lörrach, Württ., unter Pf. Rolfus und Pf. Danner.

1876 Eröffn. von Northampton, County Lunatic Asylum **Berry Wood** bei Northampton, North., Engl., unter Dir. Dr. George Millson mit 540 Betten.

1882 Es **brannte** der Dachstuhl der Irrenanst. zu **Ueckermünde,** Prov. Pommern, ab.

Juli.

1. 1801 Eröffn. der öffentl. Irrenanst. **Exeter,** Devonshire and Cornwallis, Engl., für 50 Kr.

1811 Eröffn. der Pflege- und Siechenanst. zu **Frankenthal,** Bayr. Pfalz, mit Abtheil. f. Blödsinnige und **Epileptische.**

1814 Eröffn. der Irrenanst. zu **Norfolk,** Engl.

1823 Eröffn. von County Asylum bei **Gloucester,** Engl., unter Dr. Poynder, für 120 Betten mit 42,856 Pfd. Sterl.

1827 Eröffn. des Asyles **Limoust,** Dép. Aude, Frankr., durch die Schwestern St. Joseph de Cluny, für 450 Kr.

Eröffn. der Murray'schen Irrenanst. bei **Perth,** Schottl., durch Vermächtniss eines Privatmannes gegründet für 30 Kr., unter Dr. W. Malcolm.

1828 Eröffn. der ersten Irrenanst. auf der Insel Cuba zu **Havanna** unt. dem Generalgouverneur Don Dion Vives für Männer. Die Frauen auf einer Abth. des nahen Krankenhauses.

Eröffn. von „Western Lunatic Asylum“ zu **Staunton,** Virg., Amer. Jetzt unt. Dr. S. Hamilton, für 580 Kr. 1845 143 Kr. unter Dr. J. F. T. Stribling.

1835 Eröffn. der neuerbauten Irrenheilanst. zu **Marsberg,** Westphal., unter Dir. Dr. Ruër. Im Anschluss an die Pflegeanstalt.

1840 Eröffn. der Dép.-Irrenanst. zu **Limoges,** Dép. Marne, Frankr.

1841 Eröffn. der öffentl. Irrenheil- und Pflegeanst. **Lappvichs** bei Helsingfors in Finnland, unter Dir. Dr. Leonhard Fahlander.

Eröffn. der Prillwitz'schen Privat-Heilanst. zu **Charlottenburg** bei Berlin.

1842 Eröffn. der Irrenanst. zu **Zütphen,** Holland.

1844 Es erscheint „Journal of **Insanity**" in America, herausgeg. von Dr. **Am. Brigham.**

1853 Eröffn. des „Insane Asylum of the State of California" zu **Stockton,** Amer., für 1075 Kr.

1854 Es erscheint „**Correspondenzblatt** der deutschen Gesellschaft für Psychiatrie und gerichtl. Psychologie". Herausg. von deren Vorstand: Bergmann, Mansfeld, Erlenmeyer, Eulenberg. Red. von **A. A. Erlenmeyer.** Fortg. bis 1877.

1856 Eröffn. der Irrenanst. in **St. Lizier,** Dép. Ariége, Frankr., in einem erzbischöflichen Palaste.

1857 Eröffn. der Privatanst. zu **Bendorf,** Rheinprov., durch Dir. Dr. Brosius.

1858 Eröffn. der neuen Irrenanst. **Braqueville,** Dép. Haut-Garonne, Frankr., 2 Kilom. von Toulouse.

Eröffn. der reorganisirten Irrenanst. zu **Lübeck,** unter Dr. Eschenburg, Hausarzt seit 1838.

1861 Eröffn. des „Alabama Insane Hospital" zu **Tuskaloosa,** Alabama, Amer., unter Dir. Dr. T. Bryce, für 700 Kr.

1865 Eröffn. der Hilfsstrafanst. zu **Bruchsal,** Baden, zur Aufnahme von Sträflingen mit körperlichen und geistigen Gebrechen unter Dr. Gutsch.

1867 Es erscheint „**Vierteljahrsschrift für Psychiatrie** in ihren Beziehungen zur Morphologie und Pathologie des Central-Nervensystems, der physiologischen Psychologie, Statistik und gerichtl. Medicin. Herausg. von Prof. **Leidesdorf** und **Th. Meynert** in Wien".

1870 Eröffn. der öffentl. Irrenheilanst. des Canton Zürich **Burghoelzli** bei Zürich, Schweiz, unt. Dir. Dr. B. Gudden.

Eröffn. von „Central Lunatic Asylum" zu **Richmond,** Virg., Amer., unter Dir. Dr. Dav. F. May, f. 415 Kr.

1872 In **Illinois,** Amer., tritt das **Gesetz** in Kraft, wornach jeder **Trunksüchtige** unter Curatel gestellt wird.

1873 Eröffn. der Irrenanst. zu **Olbersdorf,** Oesterr.-Schlesien, unter Dr. Friedreich.

Gründung des **Hilfsvereines** für arme Irre im Canton **Luzern**, Schweiz.

1874 Wiedereröffn. der Priv.-Irrenanst. **Lindenhof** bei Dresden durch Dir. Dr. Wolff. Jetzt Dr. Jäckel.

1876 Eröffn. der Prov.-Irrenanst. zu **Grafenberg**, Rheinpr., unter Dir. Dr. Pelman.

Eröffn. der **Idiotenanst.** zu **Vaucluse** bei Paris mit einer Ferme unter einen ärztl. Chef, von der Irrenanstalt durch den Fluss Orge getrennt.

1877 Eröffn. des „Columbus Asylum for Insane" zu **Columbus**, Ohio, Amer., unter Dir. Dr. H. C. Rutter, für 900 Kr.

1879 Eröffn. der Irrenanst. bei **Lund**, Schweden, unter Dir. Dr. Oedman. Neubau für 350 Kr. mit 57 Tonnen Land.

1880 Dr. **G. M. Beard** regt in Cleveland, Ohio, bei einer Conferenz zur Bildung einer „National association for the protection of the insane" an.

„Archives de **neurologie.** Revue des maladies nerveuses et mentales, publiée sous la direction de **J. M. Charcot.** Réd. en chef: **Bourneville** 8° Paris". Viertelj.

1881 † Dr. **R. H. Lotze,** Prof. in Berlin, Verf. von „Med. Psychologie od. Phys. der Seele 1851". (Geb. 21. Mai 1817).

1882 „Giornale di **neuropatologia.** Redatte dai dottori R. ed Antonio **Vizioli.** Napoli."

Eröffn. des „Nevada State Insane Asylum" zu **Reno,** Nevada, Amer., unter Dir. Dr. Simeon Bishop, für 200 Kr.

Eröffn. der Irrenaufnahmeanstalt in **Wasa,** Finnland, Russl., mit 20 Plätzen neben dem Provinziallazareth.

Eröffn. der **Anstalts-Meierei** der Irrenanst. zu **Bernburg,** Dessau, unter Dir. Dr. Fraenkel, für 40 Kr.

1884 Gründung eines **Hilfsvereines** für Geisteskranke im Reg.-Bezirk Düsseldorf.

2. 1834 Eröffn. der Irrenheilanst. zu **Greifswald,** Pommern, durch Dir. Dr. Berndt, 64 Plätze. Früher Landkrankenhaus.

Eröffn. der psychiatr. **Klinik** zu **Greifswald,** Pommern, durch Prof. Dr. Berndt.

1859 Eröffn. der Priv. Idiotenanst. zu **Möckern** b. Leipzig durch

Dir. Dr. Ferd. Kern für 50 Kinder mit 63 Morgen Terrain. In Leipzig gegründet 1847, nach Gohlis verlegt 1854 und in Möckern 1859 in eigenes Besitzthum übersiedelt.

1880 † Dr. **P. H. Belloc,** Dir. der Irrenanst. zu **Alençon,** Frankr., seit 1849, zurückgetreten 1871, 77 J. alt.

1883 † Dr. **B. H. Everts,** ehem. Dir. der Irrenanst. zu **Meerenberg,** Holland, zu Arnheim (geb. 1810).

Es **brannte** die mit Irren und Siechen überfüllte Irrenanst. zu **Harrisburg,** Pensylv., vollständig nieder. 2 Pfleglinge wurden beschädigt.

3. 1855 Eröffn. des neugebauten „Earlswood Asylum for Idiots" zu **Earlswood,** Surrey, Engl., durch Prinz Albert, für 300 Kr. Jetzt 582 unter Dir. Dr. Ch. W. Cobbold.

1872 † Dr. **L. Fougères,** Dir. der Irrenanst. zu Limoges, später zu Dijon, an Herzleiden, 52 J. alt.

1886 Eröffn. der Anstalt für **Epileptische** zu Potsdam, unter der Gegenwart des Kronprinzen und der Kronprinzessin des deutschen Reiches. Neubau zunächst für 40 Kr. Grundsteinlegung eines Gebäudes für die Verwaltung, für eine Erziehungsanstalt für 40 Kinder und 12 Pensionäre. Durch einen Verein gegründet.

4. 1768 Geb. Dr. **A. v. Eschenmayer** zu Neuenburg, Prof. der Philos. und Med. in Tübingen († 17. Nov. 1852).

1878 Irren**gesetz** in **Oesterreich.** Zusatz zum Art. 8 des Ministerialrescriptes vom 14. Mai 1871, die Aufnahme in Privatanstalten betreffend.

1885 Eröffn. des „Albany-National-Memorial-Hospital" zu **Bloomsburg,** Queen's square, für Paralytische und Epileptische durch Prinz und Prinzessin von Wales. Erbaut zum Andenken an den Herzog von Albany.

5. 1858 Eröffn. der neuen Irrenanst. bei **Muret,** Dép. Haut-Garonne, Frankr., unt. Dir. Dr. Marchant.

1875 **Gesetz** in **Preussen** „Ueber die Vormundschaft".

6. 1646 Geb. **G. W. von Leibnitz,** Philosoph, zu Leipzig, nach Haeser am 5., nach Anderen am 3. Juli († 14. Nov. oder 14. Dec. 1706 zu Hannover).

1867 Constituirende Versammlung des psychiatr. **Vereines** der **Rheinprovinz**, unter Dir. Dr. Nasse.

7. 1832 **Erlass** des Ministers von Altenstein in **Preussen**, worin er dem Oberpräsidenten von Schoen dringend ans Herz legt, die von den Preuss. Provinzialständen geplante Einrichtung von Prov.-Irrenanstalten in Verbindung mit den Landarmenanstalten in Tapiau und Graudenz durchaus zu verhindern, weil diese längst als verwerflich erkannte Verbindung mit den Ansprüchen der Humanität und der Wissenschaft in Widerspruch stehe.

1883 a. St. † Dr. **G. Brutzer**, Dir. der städtischen Irrenanst. Rothenberg bei Riga, Russl., an **Magen**leiden (geb. 6. Aug. 1834).

8. 1811 Eröffn. der Irrenanst. **Sonnenstein**, Königr. Sachsen, unter Dir. Dr. Pienitz. 204 Kr. aus dem Armen- und Waisenhause in Torgau, aus dem dortigen Armen- und Zuchthause und aus der Versorgungsanst. Waldheim werden dahin versetzt. Von 1856 an Umbau unter Dir. Dr. Lessing.

9. 1807 Geb. Dr. **Leonh. Fahlander**, Dir. der Irrenanst. Lappvichs, Finnland († 24. Oct. 1870).

1878 Eröffn. von „**West End Hospital** for Diseases of the Nervous System, Paralysis and **Epilepsy**", 78, Welbeck Street, London, W., Engl., unter dem Patronat des Prinzen von Wales und der Präsidentschaft des Herzogs von Buccleuch.

1880 † Dr. **Paul Broca**, Prof., Senator, 56 J. alt, zu Paris, bekannt durch seine Forschungen in der Anatomie und Physiologie des Gehirns.

Eröffn. der Idiotenanst. für bildungsfähige Kinder zu **Mosbach**, Baden, Deutschl. (60 Kinder), unter Decan Nüssle.

1881 Die Kammern bewilligen in **Frankreich** die Errichtung einer psychiatrischen und Nerven-**Klinik** für die Salpêtrière in Paris.

10. 1826 Eröffn. des „Warneford Lunatic Asylum" zu **Headington Hill**, Headington, Oxon., Engl., unter Dir. Dr. J. A. Ogle. Jetzt 84 Kr. (32 Männer, 52 Frauen) unter Dir. Dr.

J. B. Ward. Bestimmt vorzugsweise für die heilbaren armen Kranken von Oxfordshire.

1840 Anstellung des Dr. **Richard** als 1. Dir. der Irrenanst. zu **Stephansfeld**, Elsass.

1841 In **Rio de Janeiro**, Brasilien, erscheint durch Iniative des José Clémenti Pereira das Decret zur Erbauung eines Asyles. Eröffnet 1852 unter dem Schutze des Kaisers Pédro II. für 300 Kr.

1867 † Dr. **Charrière**, Dir. des Asyles zu Fains, Meuse, Frankr. (geb. 19. Jan. 1808).

1875 † Dr. **M. Martini**, emer. Dir. der Irrenheilanst. zu Leubus, Schlesien (geb. 17. Dec. 1794) an Apoplexie.

1885 Eröffn. der Privatidiotenanst. in **Breslau** unt. Dir. von Frl. Anna Riess. Arzt Dr. Hübner. 110 Betten.

11\. 1814 Es passirte die „Private Mad-House-Bill", die von Mr. Rose am 5. April eingereicht war, das Hans der Gemeinen in **England**. Sie bestimmt die periodische Visitation der Privat-Irrenanstalten durch die Magistrate.

1815\. Geb. Dr. **Ehrt**, Geh. Med.-Rath und Dir. der vereinigten Anstalten zu Hubertusburg, Königr. Sachsen († 25. Juli 1884).

1825 Eröffn. des Départements-Asyls **St. Yon**, Dép. Seine-inférieure, Frankr., nach Plänen von Dr. Departes und Esquirol, unter Dr. .....

1848 Eröffn. der Heilanst. für Gemüths- uud Nervenkranke zu **Bendorf**, Rheinpr., durch Dir. Dr. A. Erlenmeyer.

1859 † Dr. **David Richard**, 1. Dir. der Irrenanst. zu **Stephansfeld**, Elsass, an Pleuresie.

1862 Eröffn. der Idiotenanst. zu **Kiel** unter Joh. Meyer. 58 Plätze.

12\. 1813 Geb. Prof. Dr. **Claude Bernard** zu St. Julien, Frankr., „Physiologie und Pathologie des Nervensystems" († 10. Febr. 1878).

1859 Die Irrenabth. des Hospizes zu **Aix**, Provençe, Frankr., wird selbständige Irrenanst. unter ärztl. Dir. Dr. Pontier. Seitdem Neubau in Pavillons.

13\. 1867 Eröffn. der Idiotenanst. zu **Schwerin**, Meckl. unter Inspector J. Basedow.

1885 Einweihung der Statue des Dr. **Ph. Pinel** auf dem Platze der Salpêtrière in Paris. Neben ihm reicht eine Kranke, deren Ketten zerbrochen, ihm Blumen. Ein Werk L. Durand's.

14. 1736 Es wurde in **Norwegen** befohlen, in allen Hospitälern 1—2 Zimmer zur Aufnahme armer Irren einzurichten.

1801 Geb. Prof. **Joh. Müller** in Berlin, Physiolog, zu Coblenz († 28. April 1859).

1825 Eröffn. des „**Armagh** District Asylum", Irland, für 160 Kr.

1860 Eröffn. von „Wisconsin State Hospital for the Insane" zu **Madison,** Wisc., Amer., unter Dir. Dr. Mac Dill, für 500 Kr.

15. 1849 † Dr. **Th. Hémey,** Dr. der Salpêtrière, Paris, an der Cholera.

1857 **Feuer** in „New-York State Asylum" zu **Utika,** Amer., 4 Tage später auch in Scheunen und Ställen. 2 Kr. entwichen. Angelegt durch einen Kr., William Speirs, aus Rache.

1867 Eröffn. der öffentl. Irrenpflegeanst. für den Canton Zürch, Schweiz, in der adaptirten Benedictinerabtei **Rheinau,** für 660 Kr. mit 25 Kr., unter Dir. Dr. Wille.

1870 Eröffn. der neuen österr. Landesirrenanst. zu **Klosterneuburg** bei Wien, unter Dr. Langwieser, für 250 Kr.

1884 Eröffn. der Privatanst. zu **Danvers,** Massach., Amer., durch Dr. H. R. Stedman früher Dir. des „Danvers lunatic Hospital."

16. 1819 In **Frankreich** schreibt ein Cirkular des Ministeriums vor, dass Zellen im Souterrain von Irrenanstalten verboten seien, wodurch auch andere Verbesserungen veranlasst wurden.

1847 † Prof. Dr. **K. F. Burdach** in Königsberg, Preussen (geb. 12. Juni 1776). „Vom Bau und Leben des Gehirns. Lpz. 1819".

1861 Eröffn. der Irrenanst. zu **Malta** unt. dem Gouverneur Sir William Reid nach dem Muster der Anstalt zu Wakefield gebaut.

17. 1851 Eröffn. der Irrenanst. zu **Colney Hatch,** Engl., unter Dr. Hood und Dr. Davey, für 2000 Kr. Kosten 289 350 Pfd. Sterl. 120 Acres. Mit 3 Etagen.

1863 Eröffn. der Prov.-Irrenanst. zu **Bunzlau**, Schlesien, unter Dir. Dr. Keller. Mit 600 Betten.

1874 Erster Entwurf zur Ausführung umfassender Verbesserungs- und Erweiterungsbauten zu **Zwiefalten**, Württ., unter Dir. Dr. Koch.

18. 1841 In **Brasilien** verordnet ein kaiserliches Decret die Gründung des Hospizes Don Pedro II. zur Behandlung und Heilung der Geisteskranken beiderlei Geschlechtes im ganzen Reiche, ohne Unterschied des Vermögens, der Naturalität und Religion für 330 Kr. Pflege durch den Orden St. Vincent-de-Paula.

1882 † Dr. **Michéa**, Arzt eines maison de santé in Paris, 68 J. alt zu Dijon, Frankr, Psychiatr. Schriftsteller.

19. 1849 Eröffn. der Priv.-Irrenanst. zu **Bonn**, Rheinpr., unter Dir. Dr. C. R. Hertz. Neubau für 72 Kr.

20. 1859 Eröffn. des „Torre lunática“ zu **Lloret de Mar**, Prov. Gerona, Span., Privatanst. durch D. Francisco Campderà y Paris für 10 Kr. (9 M. 1 Fr.).

22. 1718 Geb. Dr. **J. E. Greding**, Arzt des Correctionshauses zu Waldheim (Sachsen), zu Weimar († 27. Febr. 1775).

1852 Réglement de la soc. méd. psych. autorisée par arrété ministeriel zu **Paris**.

1859 † Dr. **J. Knabbe**, Dir. der Irrenanst. Marsberg, Westphalen (geb. 15. Mai 1809).

1876 Bildung des **Hilfsvereines** für Irre in **Mailand**, Ital.

1878 † Dr. **L. Foville**, Chef-Arzt von Charenton zu Paris, 79 J. alt in Toulouse.

1881 Eröffn. des Asyles **Catanzaro** in Girifalco, Ital., unter Dir. Dr. Dario Maragliano mit 23 Kr. (16 M. 7 F.).

23. 1842 Decret der Regierung in Portugal, auf Vorschlag des Dr. A. M. Ribeiro, in **Lissabon** eine Irrenanst. nach dem Muster der besten in Europa zu gründen. Nicht ausgeführt.

1846 Eröffn. von Asylum **Littlemore** bei Oxford, Oxfordshire, Engl., für 200 Kr. unter Dir. Dr. W. Ley. Seit 1868 Dir. Dr. H. H. Sankey.

1874 † Dr. Francis **T. Stribling**, Dir. des Western Lunatic Asylum, Virg., Amer. (geb. 20. Jan. 1810).

1879 In Art. 7 der Gewerbeordnung werden die Grundbedingungen angegeben, unter denen in **Deutschland** Privatanst. errichtet werden dürfen.

24. 1625 „Hohehausstiftung“ in **Wesel**, Rheinpr., für geisteskranke Pfleglinge und Gebrechliche.

1828 Geb. Dr. **J. A. Bulard**, Dir. der Irrenanst. zu Bordeaux, zu Rouen, 48 J. alt.

1885 † Dr. **L. Schlager**, Reg.-Rath, Prof. und Dir. d. n. österr. Landesirrenanst. zu Wien, in Bad Gastein, 57 J. alt (geb. 18. Aug. 1828).

Feuer Nachts in der Idiotenanst. zu **Langenhagen** b. Hannover. Kinder gerettet. Ausgebrochen in der Garderobe des grossen Mädchenhauses mit 130 Personen. Ursache unbekannt. Dachstuhl und beide hölzerne Treppen verbrannten.

25. 1859 Eröffn. von „County Asylum **Haywards Heath**“, Sussex, Engl., unter Dir. Dr. Lockhart Robertson.

1883 Gesetz betreffend die Convention zwischen **Frankreich** und der **Schweiz** über die gegenseitige Unterstützung der armen Irren.

26. 1813 Flucht des 1. (provisorischen) Dir. der Irrenanst. zu **Marsberg**, Westphalen, des Guardians Gabriel Kligge.

1821 Eröffn. der neuen Irrenanst. zu **Bloomingdale**, N. Y., Amer., unter Dr. Nielson, für 200 Irre. — 1844 unter Dr. Pliny Earle 100 Kr. 1883 unt. Dr. Nichols 240.

1868 † Dr. **Ed. Ducpétiaux**, Generalinspector der Irrenanstalten in Belgien (geb. 6. Juni 1804).

1873 Gründung des brandenburgischen **Hilfsvereines** für Geisteskranke der Provinz Brandenburg.

† Dr. **Czermak**, fr. Dir. der Irrenanst. zu Brünn (geb. 1826 zu Prag), als Prof. d. Psych. zu Graz, wohin 1869 gerufen.

27. 1813 Dr. **Ruër** zum 1. definitiven Dir. der Prov.-Irrenanst. zu **Marsberg**, Westphalen, ernannt.

28. 1800 Erstes **Gesetz** über die Unterbringung irrer Verbrecher in **England** in Folge des Attentates Hadfield's auf König Georg III. „Act for the safe custody of insane persones

charged with offences" „Insane offerder's bill" (39 et 40 Geo. III. c. 94).

1816 Eröffn. des **Lancaster** Asylum, Engl., für 160 Kr.

1859 Erneuerter Königlicher Befehl in **Spanien,** dass der Beschluss vom 13. Nov. 1846 zur Errichtung einer Muster-Irrenanstalt „Manicomio Modelo" durch eine Anstalt bei Madrid ausgeführt werde.

1880 † Dr. **E. Peters,** Dir. und Gründer der Priv.-Irrenanst. zu Kessenich bei Bonn, Rheinpr.

29\. 1817 Geb. Prof. Dr. **Griesinger,** dirig. Arzt der Irrenabth. der Charité in Berlin, zu Stuttgart († 26. Oct. 1868).

1860 † Prof. Dr. **K. W. Ideler,** dirig. Arzt der Irrenabth. der Charité und Dir. der psychiatr. Klinik zu Berlin (geb. 25. Oct. 1795).

30\. 1718 Eröffn. der alten Irrenanst. **St. Luke** bei London, Engl.

1751 Eröffn. der neuen Irrenanst. **St. Luke,** Engl., unter Dr. Battia.

1806 Geb. Dr. **G. F. Etoc-Demazy** zu Le Mans, Dir. der Irrenanst. des Dép. de la Sarthe.

1822 Eröffn. der Priv.-Irrenanst. zu **Vanves** bei Paris durch Dr. Falret, Vater, und Dr. Voisin.

1849 Grundsteinlegung der Grafschafts-Irrenanst. zu **Wiltshire,** Engl., eröffnet 1851 unter Dr. J. Thurnam.

1861 400j. Jubelfeier der Eröffn. der Irrenanst. zu **Utrecht,** Holland.

1876 Eröffn. der Prov.-Irrenanst. zu **Merzig,** Rheinpr. unter Dir. Dr. Nötel.

1877 Gründung des Appenzellischen **Vereins** zur Unterstützung armer Geisteskranker durch Pfarrer G. Lutz in Speichen, Schweiz.

31\. 1809 Geb. Dr. **Thomas S. Kirkbride** zu Morrisville, Penns., Amer., Dir. der Irrenanst. zu Philadelphia († 17. Dec. 1883).

1881 † Dr. **H. Engelken,** fr. Dir. der Privatanst. zu **Rockwinkel** bei Bremen (Opiumbehandlung).

August.

1\. 1536 **Edikt** Franz I. in **Frankreich**, wornach Trunkenheit bestraft und nicht zur Entschuldigung für Verbrechen dient.

1766 Gründung einer Irrenanst. in **Kopenhagen**, Dänemark, durch die Stiftung eines französischen Katholiken, Claudi Rosset. Die Anstalt wurde 1807 bei dem Bombardement der Stadt durch die Engländer zerstört.

1812 Eröffn. der Grafschafts-Irrenanst. bei **Bedford**, Engl., für 140 Kr. Ueber der Thüre steht: „Irrenhaus für die Grafschaft Bedford, eröffnet zur Aufnahme von verbrecherischen und armen Irren, gebaut unter den Statuten von 48 Geo. III. Cap. 96."

1820 Eröffn. der Grafschafts-Irrenanst. zu **Cornwall**, Engl.

1826 Eröffn. des „Richmond Asylum for Idiots and Lunatics" zu **Dublin**, Abth. des House of Industry, Irland, für 70 Kranke.

1832 Eröffn. der Grafsch.-Irrenanst. **Dorset**, Engl.

1838 Eröffn. der Irrenanst. zu **Northampton**, Engl., für 250 Kr.

1846 Eröffn. der Kreis-Irrenanst. zu **Erlangen**, Königr. Bayern, unter Dir. Dr. Solbrig. Neubau für 300 Kr.

1852 Eröffn. der Irrenanst. zu **Salzburg**, unter Dr. Zillner.

1855 Eröffn. der Nieder-österreich. Irrenanst. zu **Wien**, unter Dir. Dr. Riedel.

Eröffn. der neuerbauten Heil- und Pflegeanst. für **Epileptische** aus den gebildeten Ständen zu **Görlitz**, Schlesien, durch Dir. Dr. Reimer. Später für Psychisch-Kranke.

1857 Eröffn. des Asyles **de la Teppe**, zu Tain, Dép. Drôme, Frankr., für **Epileptische** durch Graf Larnage. 158 Kr., 24 Schwestern.

1858 Eröffn. des „Northampton Lunatic Hospitals" zu **Northampton**, Massach., Amer., für 400 Kr. Von 1864—1886 Dr. Pliny Earle Direktor.

1859 Eröffn. des Lunatic Hospitals, **The Coppice**, County Nottingham, Notts., Engl., unter Dir. Dr. W. B. Tate, für 110 Kr.

1866 Eröffn. des Asyles **d'Évreux**, Frankr., mit einer Domäne von 58 Hektar.

1872 Eröffn. der städt. Irrenanst. **Lindenberg** bei Cölln mit 180 Betten, unt. Dir. Dr. Cramer. 1854 als Privatanst. durch Lennartz gegründet.

1876 Eröffn. der neuerbauten Irrenanst. zu **Kaufbeuren**, unter Dir. Dr. Kiderle. **Irrsee** wird Pflegeanst.

1878 Eröffn. des „Eastern Michigan Asylum" zu **Pontiac**, Michigan, Amer., unter Dir. Dr. Henry M. Hurd, für 540 Kr.

1880 Eröffn. des „Eastern N. C. Insane Asylum" (colored insane) zu **Goldsboro**, North Carolina, Amer., unter Dir. Dr. J. D. Roberts, für 156 Kr.

Irren**gesetz** im Canton **Neuchâtel**, Schweiz. Ueber die Aufnahme der Kranken in Irrenanstalten und die Ueberwachung derselben.

1881 Eröffn. der Idiotenanst. **Frida** bei **Oerebro**, Schweden, für 15 Kinder.

1885 Eröffn. der Privatirrenanst. f. unheilbare Geisteskr. unter Greve bei **Schleswig**. Arzt Dr. Kirchhoff. 34 Betten.

2\. 1870 Eröffn. des **Ipswich** Boro Asylum, Engl., unter Dir. Dr. Ch. J. Long.

3\. 1846 Provisorische Errichtung der Erziehungsanst. für blödsinnige Kinder in **Hubertusburg**, Königr. Sachsen, unter Dr. Weigel. Definitive am 14. Jan. 1852.

1880 Eröffn. von „Nottingham Borough Asylum" zu **Mapperley Hill**, Engl., unter Dir. Dr. Evan Powell.

1882 50j. Doctorjubiläum von Prof. **von Rinecker** in Würzburg.

4\. 1803 Geb. Dr. **Fr. Meyer**, Dir. der Privatanst. zu Eitorf, Rheinpr., zu Lübbecke b. Minden († 27. Juni 1886).

1827 † Dr. **J. Ch. Hoffbauer**, Prof. in Halle (geb. 19. Mai 1766). Psychiatr. Schriftsteller.

4\. u. 8. 1845 An act for the Regulative of the Cure and Treatement of Lunacy in **England**. Lord Ashley's Bill.

1866 50j. Jubiläum des **St. Hans-Hospitals** bei Copenhagen.

5\. 1670 In **Paris** wird ein Irrer, Franz Sarrazin aus Caen, 22 J. alt, verbrannt, nachdem er in der Kirche Notre Dame allerlei Unfug begangen hatte.

1787 Geb. Prof. **J. A. Mittermayer** zu München († 29. Aug. 1867).

1842 Neues **Irrengesetz** in **England** (5. u. 6. Vict. c. 87).

1878 **Beginn** des „Congrès international de médecine mentale“ zu Paris unter Präs. des Dr. Baillarger.

1880 † Dr. **L. Binswanger**, Dir. des Asyles Bellevue in Kreuzlingen, Schweiz, an Herzleiden (geb. 25. Juni 1820).

6\. 1834 Geb. Dr. **Gr. Brutzer**, Dir. der Irrenanst. Rothenberg bei Riga, zu Riga († 7. Juli 1883).

1860 Act in **England** (23 et 24 Vict. c. 75). Neue Vorschriften für verbrecherische Irre.

7\. 1635 † **Friedr. von Spee** in Trier, Deutschl. In seiner „Cautio criminalis s. Liber de processu contra sagas“ bekämpfte er nachdrücklich den Hexenwahn und wies nach, dass man es mit Melancholischen, Wahnsinnigen und Hysterischen zu thun habe (geb. 1591 oder 1595 in Kaiserswerth).

1852 Eröffn. des „Manicomio de Ntra. Sra. del Cármen“ zu **Mérida**, Prov. Badajoz, Span., für 112 (84 M. 28 F.) aus der Prov.

1862 An Act to amend the **Law** relating to Lunatics in **England**.

1882 Beschluss des „**Appenzell**ischen Vereins zur Unterstützung armer Geisteskranker“, mit allen Mitteln auf Errichtung einer kantonalen Irrenanst. im Canton Appenzell, Schweiz, hinzuwirken. Gesammelt (bis 1885) c. 60,000 Frcs.

8\. 1768 Geb. Dr. **J. G. Langermann**, Chef des Medicinalwesens und Reorganisator des Irrenwesens in Preussen, zu Maxen bei Dresden († 5. Sept. 1832).

1845 **Gesetz** in **Irland** (8. u. 9. Vict. Cap. 107) über die Errichtung des ersten Asyles, ausschliesslich für criminal lunatics bestimmt, bei Dundrum, südlich von Dublin, errichtet und 1850 bezogen, für 120 Kr. (80 M. 40 F.).

1850 Eröffn. der Irrenpflegeanst. zu **Dömitz**, Meckl.

1857 † Freiherr **L. F. von Wiesenhütten**, verdient um die Gründung der Irrenanst. zu Frankfurt a. M. (geb. 8. Nov. 1786).

1877 Eröffn. der Privat.-Irrenheil.- und Pflegeanst. zu **Liebenburg**, Hann., unter Dir. Dr. H. Fontheim mit 150 Betten für Pensionäre und ständische Kranke.

9. Geb. Dr. **A. Mueller**, Arzt der Irrenabth. am Juliushospitale zu Würzburg († 24. Dec. 1827).

1828 Ordonnanz des Polizei-Präfecten de Belleyme zu **Paris** betreffs der Irren.

1852 Eröffn. der Irrenanst. zu **Bracebridge** bei Lincoln, unter Dr. E. Palmer, für 250 Kr.

1859 Eröffn. des „Rensselaer County Lunatic Asylum" zu **Troy**, New-York, Amer., für 130 Kr.

1873 Gründung eines **Unterstützungs**fonds für Bedienstete der Kreisirrenanst. zu **München**, wozu zunächst die Ersparnisse an der etatsmässigen Position für das Pflegepersonal verwendet werden. Ausserdem Schenkungen und Strafgelder.

1878 † Dr. **A. Erlenmeyer**, Gründer der Priv.-Irrenant. zu Bendorf (geb. 11. Juli 1822 zu Wiesbaden) an Diabetes.

10. 1858 Eröffn. der „Vincent Institution (for the Insane)" zu **St. Louis**, Miss., Amer., für 200 Kr. Katholische Institution.

11. 1852 Eröffn. von „Asylum County and City Worcester", zu **Powick** bei Worcester, Engl., unter Dir. Dr. R. Grahamsley.

1875 Gesetz in **England**, um zu amendiren und zu vervollständigen den Act von 1873 über den obersten Gerichtshof „Person und Vermögen der Irren wird unter den obersten Gerichtshof gestellt".

13. 1816 Geb. Dr. **Guggenbühl**, Dir. der Idiotenanst. auf dem Abendberge in der Schweiz, zu Meilen bei Zürich († 2. Febr. 1863).

1847 Eröffn. der Irrenanst. **St. Pirminsberg**, Schweiz, unter Dir. Dr. Ellinger, für 250 Kr.

1855 In **Blois**, Frankr., brennt ein Theil der Irrenanst. ab, muthmasslich durch einen Pensionär mit moral. ins. veranlasst. Niemand verunglückt.

14. 1791 Geb. Prof. Dr. **Fr. Holst**, psychiatr. Schriftst., in Holmestrand, Norw. († 4. Juni 1871).

1841 † Prof. Dr. **J. F. Herbart** zu Göttingen. Anwend. d. Mathem. auf Psychologie. (Geb. 4. Mai 1776.)

1876 Grundsteinlegung der Prov.-Irrenheil- und Pflegeanst. Rittergut **Alt-Scherbitz** (Prov. Sachsen).

1883 Es **verbrannte** die Privatanst. **Southhall-Park**, Middlesex bei London, wobei Dir. Dr. Boyd, dessen Sohn und mehrere Kranke umkamen.

1886 † Dr. **F. E. Maeder**, Dir. „des Genesungshauses“ zu Roda, Sachsen-Alt., an Diab. mell. (geb. 14. Dec. 1817).

15. 1847 Eröffn. der neuerbauten und reorganisirten Lippe'schen Irrenanst. zu **Brake** bei Lemgo, unter Dir. Dr. E. Meyer.

1861 Eröffn. des „Providance Lunatic Asylum“ zu **Buffalo**, N.-Y., Amer., für 150 Kr.

1871 Eröffn. von „Hospital for the Insane“ zu **Fort Stellacoom**, Wash. Territ., Amer., unter Dir. Dr. W. Waughop, für 145 Kr.

1875 Eröffn. des **psychiatrischen Kurses** für Studierende in der Heilanst. zu **Leubus**, Schlesien, durch Dir. Dr. Jung.

1883 Eröffn. der Idiotenanst. „Stephanie-Stiftung“ in **Biedermannsdorf** bei Wien für 50 Zöglinge. Geschenk von Dr. von Drasche, der ausserdem 55,000 fl. dazu gab.

1884 Eröffn. der Anstalt für **epil.** Kinder durch die Congregation der Franziskanerinnen zu **Olpe**, Reg. Arnsberg, Westph.

16. 1790 In **Frankreich** empfiehlt Art. 3 des Gesetzes vom 16. bis 24. August der Verwaltung „le soin d'obvier ou de remédier aux évènements fâcheux qui pourraient être occasionés par les insensés laissés en liberté.“ Mittel zur Abhilfe werden nicht angegeben.

1826 Geb. Dr. **C. W. Gehewe** in Rangen, Livland, Dir. der Irrenanst. zu Alexandershöhe bei Riga († 26. Nov. 1879).

1848 Eröffn. des „Genesungshauses“ zu **Roda**, Sachsen-Altenburg, unter Dr. Richter und Maeder. In Verbindung damit, aber isolirt, ein Kreiskrankenhaus. 1855 erhielt Dr. F. E. Maeder das Directorium.

1871 Es legt **Théophile Roussel** der Französischen Nationalversammlung einen **Gesetzentwurf** zur Unterdrückung der öffentlichen Trunkenheit und der Fortschritte des Alcoholismus vor. Angenommen 1873.

1874 Eröffn. des „City Poor-House-Insane Departement“ zu **St. Louis**, Missouri, Amer., unter Dir. William J. Beck, für 420 Kr.

1886 50j. Doctor-Jubil. des Prof. Dr. **F. W. Hagen**, Dir. der Kreisirrenanst. in Erlangen.

17. 1848 **Irren-Gesetz** in **Norwegen**, wonach die kleinen Irrenanstalten reorganisirt werden. Aehnlich die Aufsicht wie in Schweden. Der dirig. Arzt entscheidet über Aufnahme und Entlassung. Die Aerzte werden vom König ernannt. Kein Kranker bei Verbrechen einzusperren. Zwangsmittel zu registriren. Die Geisteskranken in ihren Familien oder bei Privatpersonen bedürfen der Anzeige.

1876 Eröffn. des „State Asylum for the Insane at Morristown" zu **Morris Plains**, New-Jers., Amer., unter Dir. Dr. H. A. Buttolph, für 800 Kr.

1880 † Dr. **H. Boettger,** Dir. des Privat-Asyls zu Carlsfeld, Prov. Sachsen, an Morphinismus.

18. 1815 Eröffn. der Irrenanst. zu **Eberbach,** Nassau, unter Dr. Windt (nach Anderen am 16. Aug.).

1846 Inauguration der Bronce-Statue des Dr. **Fr. E. Fodéré,** Prof. in Strassburg, auf dem Marktplatze der Geburtsstadt St. Jean-de-Maurienne, Frankr.

1848 Gründungsacte der Irrenanst. zu **Préfargier,** Schweiz, durch Schenkung des Aug. de Meuron. Eröffnet Ende Dec. unter Dir. Dr. Bovet-Wolff.

1859 † Obermedicinalrath Dr. **G. v. Köstlin** in Stuttgart (geb. 20. Juni 1787).

19. 1828 Geb. Dr. **Ludwig Schlager,** Prof., Dir. der öster. Landesirrenanst. zu Wien, zu St. Florian in Oberösterreich († 24. Juli 1885).

1878 Eröffn. der Prov.-Irrenanst. „Hospiz **Marienthal**", bei Münster, Prov. Westphalen, unter Dir. Dr. Gerlach mit 224 Betten.

20. 1777 Geb. Dr. **E. G. Pienitz,** Dir. der Irrenanst. Sonnenstein, Königr. Sachsen, vor 1811 an der Armen- und Strafanst. zu Torgau, zu Radeberg († 30. Mai 1853).

1853 An Act to amend an Act for the Regulation of the Cure and Treatment of Lunatics in **England.**

1854 † **J. v. Schelling,** Philosoph, im Bade Ragaçz (geb. 27. Jan. 1775).

1862 † Dr. **N. H. Julius,** psychiatr. Schriftsteller, in Hamburg (geb. 3. Oct. 1783).

1877 In **Frankreich** erscheint ein Decret, wornach eine psychiatrische **Klinik** an der med. Facultät von Docenten oder Hospitalärzten gehalten werden soll, diese Lehrer am Examen Theil nehmen können und in ihren Disciplinen auch zu den Facultätssitzungen zugezogen werden.

1883 Gesetz in **Pennsylvania**, Amer., unter Gouverneur R. E. Pattison über die Controlle der Irrenheil- und Pflegeanstalten.

21\. 1798 Erste Anregung einer Anst. für Irrsinnige der Prov. Westphalen durch den Criminalrichter **Castringius** in Altena bei König Friedrich Wilhelm III.

1851 Eröffn. des „Derbyshire County Lunatic Asylum" zu **Mickleover**, unter Dr. Hitchman, für 280 Kr. Neubau für 95,000 Pfd. Sterl.

1874 † Dr. **M. Leupoldt**, ord. Prof. der Psychiatrie in Erlangen (geb. 11. Nov. 1794).

22\. 1828 † Dr. **Joh. Jos. Gall**, Verf. der Schädellehre, auf seinem Landsitze Montrouge bei Paris (geb. 9. März 1758).

1864 Gründ. des Vereines der Irrenärzte der **Schweiz** in der Waldau bei Bern.

23\. 1836 Einrichtung von kleinen Irrenabtheilungen bei den Provinziallazarethen **Finnlands**, Russl. Wiedereingezogen 1881—82.

1859 Eröffn. des „Hospital de Nuestra Señora de Gracia" zu **Zaragoza**, Prov. Zaragoza, Span., Prov.-Anst. für 398 (244 M. 154 F.).

1862 † Prof. Dr. **M. von Marcus**, dir. Arzt der Irrenabth. des Juliusspitales in Würzburg, Bayern. Von 1842 an Nachfolger Schoenlein's in der inneren Klinik. Psychiatr. Klinik von 1848 bis zu seinem Tode (geb. 2. Sept. 1802.)

1882 Eröffn. des Asyles Waldheim der städt. Irrenanst. **Rothenberg** bei Riga, für 40 unheilbare Irre, unter Dir. Dr. Brutzer.

24\. 1774 Geb. Prof. **Ernst Horn**, dirig. Arzt der Irrenabth. der Charité in Berlin, in Braunschweig († 27. Sept. 1848).

1779 Geb. Prof. Dr. **D. G. Kieser**, Dir. der Irrenanst. zu Jena, zu Harburg († 11. Oct. 1862).

25\. 1829 Eröffn. von „County Asylum Chester", zu **Chester**, Engl., unter Dir. Dr. Hevelyn Jones.

1857 **Gesetz** in **Schottland** (20 und 21 Vict. Cap. 71 und 23 24 Vict. Cap. 5), wornach Irre, welche Verbrechen begangen, nicht nach dem Centralgefängnisse zu Perth vom 1. Jan. 1861 an geschickt werden dürfen, während lunatic wards von Perth für Sträflinge reservirt werden.

1870 Eröffn. des „Royal India Asylum“ zu **Ealing**, W., London, Engl., unter Dir. Dr. Thomas Beach Christie.

26. 1533 Stiftungs**urkunde** des Landgrafen Philipp des Grossmüthigen für die Landeshospitäler **Haina** und **Merxhausen** „für arme Wahnsinnige und Presshafte“ im Reg.-Bez. Cassel, jenes für 373 Männer, dieses für 560 Frauen.

1789 Geb. **Aug. de Meuron,** Gründer der neugebauten Canton-Irrenanst. Préfargier, Schweiz, die er dem Canton schenkte († 1. Apr. 1852).

1815 Geb. Dr. **F. Fischer,** Dir. der Irrenanst. in Pforzheim, in Singen, Baden († 1. Juni 1881).

1878 † Dr. **Cabriniat,** Dir. der Irrenanst. zu Leyme, Frankr., an einer Herzkrankheit.

1879 † Dr. **M. Schasching,** dirig. Arzt der oberösterreich. Landes-irrenanst. Niedernhart bei Linz, 69 J. alt.

27. 1770 Geb. Philosoph **G. W. Fr. Hegel** in Stuttgart († 14. Nov. 1831).

1872 Eröffn. des „Essex County Asylum for Insane“ zu **Newark**, New-Jers., Amer., unter John Leonard, für 350 Kr.

1877 Eröffn. von „South Yorkshire Asylum“ zu **Wadsley** bei Sheffield unter Dir. Dr. Samuel Mitchell.

28. 1860 Eröffn. des „deutschen Samariter-Ordensstiftes“ zu **Craschnitz** in Schlesien zur Pflege von **Idioten, Epileptischen,** Siechen und Krüppeln durch Grafen A. von der Recke-Volmerstein.

29. 1867 † Prof. Dr. **J. A. Mittermaier** in Heidelberg (geb. 5. Aug. 1787).

30. 1852 1. Sitz. der **Soc. méd.-psych.** in Paris unt. Dr. Ferrus nach ihrer Organisation.

31. 1747 In **Berlin** wird ein Haus auf der Schützenstr. zu der daneben auf der Krausenstr. liegenden Irrenanstalt hinzugekauft, doch musste es schon 1756 mit seinen Hintergebäuden wegen Baufälligkeit abgebrochen werden. Ein Garten daraus gemacht.

1812 Durch Ministerial-Erlass wird der Theil der Abtei **Eberbach** im Rheingau, Nassau, der vom Correctionshause frei war, zur Landesirrenanstalt bestimmt für 50—60 Plätze und 7 Autenriethsche Pallisadenzimmer. Die erste Idee zur Gründung einer eigenen Irrenanst. war schon 1803 hervorgetreten.

September.

1. 1793 Geb. Dr. **L. H. Bird,** psychiatr. Schriftsteller zu Wesel. Rheinpr. († 29. März 1854).

1830 Eröffn. der Landirrenanst. zu **Hall,** Tyrol, unter Dr. Tschallener (Dir. v. 2. Dec. 1834 an).

1849 Eröffn. der Kreisirrenanst. **Irsee,** Bayern, früher Benedictinerkloster, unter Dir. Dr. F. W. Hagen.

1852 Eröffn. der neu erbauten Irrenanst. zu **Rodez,** Dép. Aveyron, Frankr., unter Dr. A. du Grardlaunay für 170 Kr.

1852 Die Irrenanst. zu **Königsberg i. Pr.** als Theil des Löbenicht'schen Hospitals wird nach 63j. Wirksamkeit aufgehoben.

Eröffn. der Prov.-Irrenanst. zu **Allenberg,** Ostpreussen, unter Dir. Dr. Bernhardi. Neubau für 200 Kr. Die Irrenabth. des Löbenicht'schen Hospitales zu **Königsberg i. Pr.** geht hiermit ein. Anlagekosten 1,765,200 M. Bausystem: 6 Corridorgebäude, 2 Block- und 2 Pavillon-Gebäude.

Eröffn. der jütländischen Irrenheilanst. **Aarhus,** Dänemark, unter Dir. Dr. Selmer, mit 30 Tonnen Landes für 130 Kr.

1855 Eröffn. des „Dayton Asylum for the Insane" zu **Dayton,** Ohio, Amer., unter Dir. Dr. H. A. Toby, für 600 Kr.

1862 Eröffn. der psychiatr. **Klinik** zu **St. Petersburg,** Russl., unter Prof. Dr. Balinsky.

1866 Eröffn. der Priv.-Irrenanst. zu **Pützchen,** Rheinpr., unter Dir. Dr. Besser.

1877 25j. Jubiläum der Irrenanst. zu **Allenberg**, Ostpreussen, unter Dir. Dr. Jensen.

1882 Eröffn. der Aufnahmestation (Irrenheilanst. für 20 Kr.) neben dem Provinziallazarethe in **Wiborg**, Finnland.

Eröffn. der Irren-Aufnahmestation (Irrenheilanst. für 20 Kr.), neben dem Provinziallazarethe in **Uleåborg**, Finnland.

1883 Eröffn. des Kurhauses für Nervenkranke zu **Pankow** bei Berlin durch Dir. Dr. Gnauck mit 30 Betten.

2\. 1784 Geb. Dr. **M. A. Ferrus** zu Chateau Queyrac. Generalinspector der Irrenanstalten Frankreichs seit 1835. Früher zu Bicêtre mit klin. Vorträgen. Gründete Ferme St. Anne († 23. März 1861).

1798 Die Irrenanst. in **Berlin,** Krausenstr., **brannte** ab, nachdem sie seit 1726 dort gewesen war. Die Kranken kamen in die Charité.

1802 Geb. Prof. Dr. **M. v. Marcus** zu Bamberg. Psychiatr. Klinik von 1848 an in Würzburg († 23. Aug. 1862).

1869 Eröffn. von „**Humberstone** Asylum“ bei Leicester, Engl., unter Dir. Dr. E. M. Finch.

3\. 1783 Es verordnet Kaiser Joseph II. die Versorgung von Wahnsinnigen mit anderen Kranken, Gebärenden und Findlingen im aufgehobenen Dominikanerkloster zu **Brünn**, Mähren, unter Dr. Polzer als Hausarzt.

1849 † Freih. **E. von Feuchtersleben,** Verf. der „Diätetik der Seele“, in Wien (geb. 29. April 1806).

Dr. **Levillain,** Arzt der Irrenanst. zu Cadillac, Frankr., wird durch einen Kranken mit Verfolgungswahn während der Visite durch einen Stoss mit dem Dolch auf den Kopf niedergeschlagen. Er genas wieder.

4\. 1882 † Dr. **E. J. Woillez,** fr. Arzt an der Privatanst. zu Clermont, zu Paris, 71 J. alt.

5\. 1816 Geb. Dr. **E. Ch. Lasègue,** Prof. und Irrenarzt zu Paris, zu Paris. († 21. März 1884 (?).)

1820 **Rescript** betr. die Aufsicht über die Irrenanst. bei **Schleswig.**

1832 † Dr. **J. G. Langermann,** Chef des Medicinalwesens zu Berlin (geb. 8. Aug. 1768).

1885 † Dr. **J. J. Lunier** an einer Pneumonie zu Paris. Seit

1851 dir. Arzt der Irrenanst. zu Niort, seit 1854 zu Blois, seit 1864 Insp. gén. der Irrenanst. in Frankr., seit 1867 Red. der Ann. méd. psych. (Geb. 19. März 1822.)

7. 1660 Es bestimmt das Parlament von **Paris**, dass alle der Behandlung bedürftigen Irren im Hôtel Dieu und die übrigen im Hôpital général aufgenommen werden sollen (mit Greisen, Vagabonden und Bestraften).

8. 1823 Geb. Dr. **Carlo Livi**, Prof., Dir., Reggio d'Emilia, früher Siena, Ital., zu Prato († 4. Juni 1878).

1836 Ein Königlicher Befehl bestätigt das Decret der ausserordentlichen Cortes in **Spanien**, dass die Irrenhäuser von anderen Hospitälern getrennt sein sollen. Acht Artikel enthalten die speciellen Bestimmungen. Unvollkommene Ausführung derselben.

1849 † Dr. **Am. Brigham**, Dir. der Irrenanst zu Utica, N.-Y., Amer., der Gründer des J. of Ins. (Geb. 26. Dec. 1798).

1872 Dem Dr. **Cerise**, Mitbegründer der Ann. méd. psych. und Rev. méd., wird in Aoste, Frankr., eine Statue aus Marmor errichtet.

1874 Eröffn. des „Burlington County Insane Asylum" zu **Pemberton**, New Jersey, Amer., unter Steward Th. B. Gaskill, für 70 Kr.

1863 † Dr. **Mansfeld**, Dir. der Irrenanst. in Braunschweig, seit 1840 Assistent und seit 1856 Nachfolger des Dir. Dr. Franke. Förderte den Neubau der Anstalt in Königslutter (geb. 2. Mai 1797).

11. 1847 Eröffn. der Heil- und Pflegeanst. für Schwachsinnige in **Mariaberg**, Oberamt Reutlingen, Württ., unt. Dr. Rösch.

1869 Eröffn. der niederbayr. Kreisirrenanst. zu **Deggendorf**., Bayern, unter Dir. Dr. Ast.

1872 Dr. **Pablo Cristobal**, erhält bei seiner Visite in der Irrenanst. zu **Sarragossa**, Span., von einem Irren vermittelst einer Eisenstange 5 mehr oder weniger gefährliche Schläge über Kopf und Hals.

1883 In der Irrenanst. zu **Fains**, Frankr., wurde der Anstaltssecretair Basile Morel durch einen Stich in den Unterleib ermordet, als er mit einem Wärter einen entflohenen Geisteskranken wieder zurückholen wollte.

12. 1832 Grundsteinlegung der im Anschluss an alte Gebäude neuerbauten Irrenheilanst. in **Marsberg**, Prov. Westph., unter Dir. Dr. Ruër.

1860 Erste Versammlung des **Vereins** der **deutschen** Irrenärzte in Eisenach.

1885 Einweihung der im Bau vollendeten Prov.-Irrenanstalt „Rittergut **Altscherbitz**", Prov. Sachsen, und Eröffn. des Irren-Siechenhauses Wilhelm-Augustastiftung unter Dir. Dr. Paetz.

13. 1793 Geb. Prof. Dr. **P. Jessen** zu Flensburg, Gründer und Dir. der Privatheilanst. Asyl Hornheim, Schlesw.-Holst. († 29. Sept. 1875). Vorher Dir. der Irrenanst. in Schleswig.

1869 Eröffn. der Idiotenanst. zu Schloss **Glött**, Bayern.

14. 1788 Eröffn. der neuerbauten Irrenanst. zu **Lübeck** mit 14 Irren. Haupthaus von 107 Fuss Länge für Ruhige und 2 Flügel von 91 Fuss Länge für Unruhige. Kosten 37,149 Lübsche Mark.

1813 Rücksichtslose Vertreibung der Irren aus der Heilanst. **Sonnenstein**, Königr. Sachsen, durch den französischen Major Pervant.

15. 1757 Geb. Prof. Dr. **K. Ph. Moritz** zu Hameln, Herausg. des „Magazin für Erfahrungsseelenkunde" († 26. Juni 1793).

1845 Eröffn. des „Temporary Lunatic Asylum" zu **Beauport** Can., Amer.

1877 Eröffn. des „Private Pacific Asylum" zu **Stockton**, Calif., Amer., unter Dir. Dr. Asa Clare, für 160 Kr.

1879 † Dr. **J. B. Ullersperger**, psychiatr. Schriftsteller, zu München, 81 J. alt.

16. 1845 Eröffn. von „Quebec Lunatic Asylum" zu **Quebec, Canada**, Brit. Prov., Amer., für 1150 Kr. Eigenthümer Dr. J. E. J. Landry und Dr. F. E. Ray.

1869 Gründung der „**Société** phreniatrique belge" zu **Gand** in Belgien unt. Präs. Dr. Vermeulen.

1882 Eröffn. der neu erbauten Landes-Irrenanst. zu **Pergine** bei Trient, Tyrol, unter Dir. Dr. Starz für 250 Kr.

17\. 1809 Geb. Dr. **A. von Solbrig**, Prof., Dir. der Kreisirrenanst. zu München, zu Ansbach († 31. Mai 1872).

1853 Eröffn. des „Hospital de Inocentes (vulgo Nuncio) zu **Toledo**, Prov. Toledo, Span., Prov.-Anst. für 52 (33 M. 19 F.).

1855 † Dr. **K. Hohnbaum**, psychiatr. Schriftsteller, zu Hildburghausen (geb. 10. Jan. 1788).

1875 † Dr. **G. B. D. Duchenne** (de Boulogne) zu Paris, ohne officielle Stellung, an Apopl. cereb. Schöpfer der modernen Elektrodiagnostik und Elektrotherapie (geb. 17. Sept. 1806 zu Boulogne).

18\. 1783 † Dr. **A. Ch. Lorry**, Verf. von „De melancholia“ zu Bourbonne-les-Bains (geb. 10. Oct. 1726).

1862 Es **brannte** Schloss **Freyling**, Filiale der Irrenanst. in Linz, Oesterr., ab. Niemand verunglückte.

19\. 1851 Eröffn. des „Wilts County Asylum“ zu **Devizes**, Engl., unter Dir. Dr. John Thurnam, mit 167 Kr. Jetzt 628 Kr.

20\. 1777 Eröffn. des „York Lunatic Hospital Brotham“ zu **York**, für den nördl. Theil der Grafschaft, Engl.

1843 Irren**gesetz** im Canton Neuchâtel, Schweiz. Ergänzt durch ein Reglement vom 18. Aug. 1848 über die Aufnahmebedingungen in Préfargier.

1886 Die alte Irrenanst. zu **Courtrai**, Belg., mit 600 Irren brannte ab. In die nahen neuen noch nicht ganz fertigen Gebäude siedelten die Kr. über. Niemand kam um. Ursache unbekannt. Wasser fehlte.

1865 Eröffn. der **Gesellschaft** zur Förderung der Schwach- und Blödsinnigen-Bildung in Deutschland zu **Hannover**, unter Vorsitz des Dr. Kern.

21\. 1811 Dr. **J. C. Heinroth** zum Prof. der Psychiatrie an der Univers. **Leipzig**, Königr. Sachsen, ernannt.

1874 Eröffn. der **Societa freniatrica** in **Italien** zu Imola.

22\. 1540 Ein angeblich vom Teufel besessener Irre, Arzt des heil. Cyprianus, wurde auf dem Ribeira-Platze zu **Toledo** auf dem Scheiterhaufen langsam **verbrannt**, noch während 3 stündigen Feuers durch Steinwürfe und Stöcke vom wüthenden Pöbel verwundet und gemisshandelt.

1860 Cirkularerlass der Kgl. Staatsreg. und Ministerialverfügung vom 15. Sept. 1865 in **Preussen,** wonach jährlich eine Subvention zur Remunerirung von Hilfsärzten in den Prov.-Irrenanstalten bewilligt wird.

1866 † Dr. **H. Damerow,** Prof., Dir. der Prov.-Irrenanst. zu Halle, Prov. Sachsen, an der Cholera (geb. 28. Dec. 1798).

23. 1811 Eröffn. der Irrenanst. zu **Brake** bei Lemgo, Lippe-Detmold, unter Dr. Focke.

1853 Eröffn. von „Essex County Asylum“ zu **Brentwood**, Engl., unter Dir. Dr. D. C. Campbell († 1884).

24. 1541 † **Theoph. B. Paracelsus** ab Hohenheim zu Salzburg (geb. 17. Dec. 1493).

1858 Grundsteinlegung des **New-Yorker** Staatsasyls für **Trunksüchtige**, mit 250 Acres Land.

25. 1859 In **Binghampton**, N. Y., Amer., wird der Grundstein zu einem Asyl für Trunksüchtige gelegt.

1872 Es **brannte** die Anstalt zu **Newburgh**, Nordamer., mit 800 Irren gänzlich ab. Mehrere Wärter und Feuerwehrleute verloren das Leben. Viele Kr. liefen fort.

1882 Eröffn. des Neubaues der Irrenanst. zu **Lübeck** im Anschluss an die alte unter Dr. B. G. Eschenburg.

1883 Eröffn. der Privatpflegeanst. f. weibl. Irre zu **Klappschau** bei Schleswig durch Asmus Berendsen. 40 Plätze.

26. 1883 In **Paris schiesst** J. Chabert im Verfolgungswahn 2 mal einen Revolver auf Dr. J. Rochard in der Entfernung von 1 Meter ab.

27. 1835 Eröffn. des Rettungshauses für verwahrloste und blödsinnige Kinder zu **Schreiberhau,** Schlesien, Deutschl.

1848 † Prof. Dr. **E. Horn,** Dir. der Charitéheilanst. in Berlin (geb. 24. Aug. 1774).

29. 1803 Rescript in **Preussen,** enthaltend die bestimmteren Vorschriften und Feststellungen, wie bei Aufnahme der Wahn- und Blödsinnigen in Irrenanst. zu verfahren sei. In der Regel darf die Aufnahme nicht ohne gerichtl. Erkenntniss stattfinden. Die Cabinetsorder vom 5. April 1804 gestattet eine vorläufige Aufnahme. Nach allerhöchster Kabinetsorder vom 8. März 1873 kann eine Aufnahme auf Grund e i n e s Arztes, statt hisher zweier, stattfinden.

1867 **Brand** im Männerzellenbau der Irrenanst. **Winnenthal,** Württ., um Mitternacht, wobei ein 24j. Melancholiker erstickte. Bei Entdeckung des Feuers Treppe in Flammen. Entstehung unbekannt.

1875 † Prof. Dr. **Ph Jessen,** Dir. des Asyles Hornheim bei Kiel (geb. 13. Sept. 1793).

30. 1870 Eröffn. von „**Moulsford** Asylum" bei Wallingford, County Berks, Engl., unter Dir. Dr. R. B. Gilland.

1880 † Dr. **E. Salomon,** Dir. der Irrenanst. Lund in Schweden, an Haem. cerebr. und nephr. chron.

October.

1. 1806 Dienstantritt von Prof. Dr. **E. Horn** an der Irrenabth. der Charité in Berlin.

1818 Eröffn. des „McLean Asylum" zu **Somerville,** Mass., Amer., unter Dir. Dr. Rufus Wyman mit 170 Betten für 250,000 D. durch Privatunterstützung.

Eröffn. des „**Stafford** Lunatic Asylum", Engl., für 120 Kr., Neubau. Terrain 12 Hect. 15 Ares.

1820 Eröffn. der Irrenanst. zu **Schleswig,** Schlesw.-Holst., unter Dir. Dr. Ph. Jessen nach Plänen von Esquirol. Bis dahin waren die Irren im Zuchthause zu Glücksburg.

Eröffn. des Asyles von **Bodmin,** County Cornwall, Engl., unter Dir. Dr. Ducke. Neubau mit 18,700 Pfd. St. für 172 Betten.

1842 Verlegung der Irrenanst. zu **Heidelberg,** Baden, nach Illenau, unter Dir. Dr. Roller, nach 16j. Wirksamkeit.

Eröffn. der Heil- und Pflegeanst. zu **Illenau,** Baden, unter Dir. Dr. Ch. Roller.

Eröffn. des **Hülfsvereines** für entlassene Geisteskr. des **Elsasses** durch Dr. Richard in der Irrenanst. Stephansfeld.

1844 † Dr. **M. J. E. Guiaud,** ärztl. Dir. der öff. Irrenanstalten zu **Marseille**, Frankr., so wie einer Privatanst., an Aneur. cord. (geb. 11. März 1790).

1845 Eröffn. des Asyles **Hornheim** bei Kiel, Schlesw.-Holst., unter Dir. Prof. Dr. Ph. Jessen.

1847 Eröffn. von „Sandywell Park Asylum", **Shropshire**, Engl., Privatanst., übersiedelte nach Boreatton Park 1882, für 28 Kr. unter Dr. O. Sankey.

1851 Eröffn. des „Pennsylvania State Lunatic Hospital" zu **Harrisburg**, Pennsylv., Amer., unter Dir. Dr. Curwen, für 400 Kr.

1852 Die Irren von **Corsica** werden im Asyle d'Aix, Dép. Bouches du Rhône, Frankr., aufgenommen.

Eröffn. der Erziehungs- und Pflegeanst. für idiotische und epileptische Kinder in **Schleswig**, von Dr. Hansen errichtet. Eigenthümer und Vorstand Fr. L. Stender, 75 Betten (50 f. Kn. und 25 f. M.).

1855 Eröffn. des „Kings County Insane Asylum" zu **Flatbush, Long Island**, N.-Y., Amer., unter Dir. Dr. E. R. Chapin, für 600 Kr.

Eröffn. der Kreis-Irrenanst. zu **Werneck**, Bayern, unter Dir. Dr. B. Gudden.

Eröffn. des **Gaustad Asyl** bei **Christiania**, Norwegen, unter Dir. Dr. L. Dahl.

1857 Eröffn. des „Hospice Guislain", **Gand**, Belgien, für 350 Kr. unter Dr. J. Guislain, jetzt für 480 Kr. incl. 75 Kinder unter Dr. Ingels.

Eröffn. der Priv.-Irrenanst. zu **Kowanowko**, Posen, unter Dir. Dr. Zelasco.

Eröffn. des „Monroe County Insane Asylum" zu **Rochester**, N.-Y., Amer., für 250 Kr.

1861 Das „**Missouri** State Lunatic Asylum", Amer., wurde von den Rebellen ausgeplündert und **angezündet**.

1864 Eröffn. von „Earls Court House" zu **Brompton**, London, Engl., unter Dir. Dr. Gardiner Hill.

1865 Gründ. des **St. Gallischen Hülfsvereines** für genesene Geisteskranke unter Dir. Dr. Zinn.

1867 † Dr. **Barrey**, Dir. d. Irrenanst. zu Rodez, Frankr., 51 J. alt.

1871 Eröffn. der Irrenanst. „des Grossfürsten Thronfolgers" zu **St. Petersbug,** Russl., unt. Dir. Nikiforow für 200 Kr. Pavillonsystem.

1872 Eröffn. der Heilanst. **Königsfelden,** Canton Aargau, Schweiz, unter Dir. Dr. Schaufelbuel.

1873 Eröffn. des „Passaic County Lunatic Asylum" zu **Paterson,** New-Jers., Amer., unter Cornelius L. Petry, für 50 Kr.

1874 Eröffn. der Siechenanst. zu **Hub,** Baden, unter Dir. Dr. Walther. 1879 Neubau für Geisteskranke.

1875 Schluss der Irrenanst. zu **Dessau** nach 60j. Wirksamkeit.

Schluss der alten Irrenanstalt zu **Bernburg** nach 70j. Wirksamkeit und Verlegung der Kranken in die neuerbaute daselbst.

Eröffn. der „Landes-Heil- und Pflege-Anst. für Geisteskranke bei **Bernburg,** Dessau, unter Dir. Dr. M. Fraenkel.

Eröffn. der Prov.-Irrenanst. zu **Ueckermünde,** Pommern, unter Dir. Dr. von Gellhorn für 400 Kr.

1876 Eröffn. der **Irrencolonie** der Irrenanst. Sachsenberg, Meckl., unter Dir. Dr. Tigges.

Eröffn. von „Harlem Lodge" zu **Catonsville,** Maryland, Amer., unter Dir. Dr. W. F. Stewart, für 40 Kr.

1877 Eröffn. der Anst. für Epileptische zu **Königswartha,** Königr. Sachsen. Geschlossen 1882.

1879 Eröffn. der Cretinenanst. im „Zehenthof" bei **Bruck,** Steyermark.

Wiedereröffnung der Privatirrenanst. „Rudenzburg" zu **Wyl,** Canton St. Gallen, Schweiz, unter Dr. Henne. Gegründet 1857 durch Dr. Ellinger.

Die **Deutsche Civilgesetz-Ordnung** tritt in Kraft, welche das Verfahren in Entmündigungssachen feststellt.

1880 Eröffn. der Irrenheil- und **Pflegeanstalt** zu Sachsenberg, Schwerin, unter Dir. Dr. Tigges, nach 50j. Wirksamkeit als Heilanstalt.

Aufhebung der Irrenpflegeanst. zu **Dömitz,** Meckl.

1881 Eröffn. des Stiftes „Mariahilf" zu **Tilbeck** bei Havixbeck, Westph., für katholische **Epileptische,** zunächst für Kinder, im Febr. 1885 auch für Erwachsene. Für 200 Kr. berechnet, aber erst theilweise eingerichtet. Unter Prof. Funcke in Münster.

1882 Eröffn. der Privatheilanst. „**Bergquell**" in Grünhof bei Stettin unter Dir. Dr. Zenker.

Eröffnung der Idiotenanst. zu **Lilläng**, Schweden.

1884 Eröffn. der neuen landwithschaftl. Irrenanst. „**Buraschо**", 15 Werst von Twer, Prov. Twer, Russl., unt. Dir. Dr. Litwinoff für 450 Kr.

1885 † Lord **Shaftesbury**, früher Lord Ashley, in London, hochverdient um das Englische Irrenwesen, Präsident der Commissioners of lunacy seit der Schöpfung derselben 1845. Die Magna charta der Irren hat seitdem nur geringe Modificationen erhalten. Er wurde 85 Jahre alt.

1886 Eröffn. der Prov.-Irrenanst. **Kortau** bei Allenstein, Prov. Ostpr. Neubau f. 400 Kr. Unter Dir. Dr. Hallervorden.

2. 1832 Stiftungstag der Irrenanst. „zur Mutter Gottes aller Leidtragenden" bei **St. Petersburg** unter Oberarzt Dr. Hertzog.

1844 Eröffn. der Irrenanst. St. Pierre zu **Marseille**, Frankr., nach Esquirol gebaut, unt. Dr. Aubanel für 800 Kr. Kultur von 17 Hectaren. Die beiden Anstalten St. Lazare und St. Joseph (1830) werden aufgehoben. Von der Stadt erbaut.

1855 „The **Asylum** J. of Mental Science, published by authority of the Association of Medical Officers of Asylums and Hospitals for the Insane. Edit. by **J. C. Bucknill.** London. Von 1857 an als „The J. of Mental Science".

1885 † Dr. **A. W. Göricke,** Dir. des Hans-Hospitales b. Kopenhagen von 1831—1863, in Kopenhagen (geb. 1. Febr. 1798).

3. 1783 Geb. Dr. **N. H. Julius** zu Altona. „Beiträge zur britischen Irrenheilkunde, aus eigenen Anschauungen im J. 1841. Lpz. 1841" († 20. Aug. 1862).

1842 Eröffn. der Irrenanst. zu **Basel,** Schweiz, unter Prof. Dr. Brenner. Neubau als Heilanstalt.

1855 Gründung eines **Unterstützungsfond** für arme Irre in dem Kreise Unterfranken und Aschaffenburg, Bayern.

4. 1852 Eröffn. des „Manicomio Casa de Cordon" zu **Valladolid,**

Prov. Valladolid, Span., Prov.-Anst. für 463 (308 M. 155 F.).

1881 Eröffn. der Irren-**Colonie** an der Prov.-Irrenanst. zu **Sorau**, Prov. Brandenburg, unter Dir. Dr. Schmidt.

5. 1796 Geb. Dr. **Bazin**, Prof. und Dir. der Irrenanst. zu Bordeaux, Frankr., zu Bonneville († 19. Oct. 1865).

1841 Kgl. Beschluss zur Regelung der Ausführung des Irren-**gesetzes** vom 29. Mai 1841 in **Holland**.

1847 Feststellung des Statutes zur Jacobi-Stiftung in **Siegburg**, Rheinpr.

1869 † Dr. **Cerise** zu Paris, Mitbegründer der Ann. méd. psych. und der l'Union méd., 63 J. alt.

1884 Ein Geisteskranker in München **schiesst** bei der ärztl. Berathung einen Revolver mehrere Male auf Prof. Dr. v. Gudden und Dr. Hemmer ab, verletzt letzteren leicht und wird dann überwältigt. Er bat dann „um Entschuldigung, er habe es thun müssen".

1885 Eröffn. der psychiatr. **Klinik** an der Univ. zu **Utrecht**, Holland, durch Dr. G. Winkler.

6. 1840 Geb. Dr. **Axel Aug. Hårdh**, Dir. der Irrenanst. zu Fagernås bei Kuopio, Finnl.

1873 † Dr. **Ch. Castiglionie**, 65 J. alt, Dir. und Professor in Mailand, Ital., an Harn-Intoxication nach Hypertr. d. Prostata.

1880 Eröffn. des „State Hospital for the Insane" zu **Warren**, North-Western District, Pennsylv., Amer., unter Dir. Dr. J. Curwen, für 600 Kr.

7. 1812 Eröffn. der Irrenanst. für die Niederlausitz zu **Sorau**, Prov. Brandenburg, in dem dazu adoptirten Schlosse, unter Dr. Wollkopf.

1848 Veröffentlichung der 1. Statistik der Geisteskranken in **Spanien** durch die Gaceta de Madrid.

Die Regierung in **Portugal** ordnet eine ärztl. Besichtigung der Irrenabthl. von St. José an und decretirt dann, dass das Gebäude Bilhafolles vorläufig Irrenhaus werde, bis ein neues zu Stande kommt. Dr. Fr. M. Pulido wird 1849—1864 dirig. Arzt daselbst.

1876 Dr. **Bouteille,** ärztl. Director der Irrenanst. zu Armentières, Frankr., wird mit der Abhaltung der psychiatr. **Klinik** beauftragt.

8. 1708 Geb. **Albr. von Haller,** Prof., zu Bern († 12. Dec. 1777).

1873 † Dr. **Ch. Spurzheim,** Dir. der n. ö. Irrenanst. zu Wien (geb. 1808) an Apoplexie.

6. 1809 Geb. Dr. Giuseppe **Girolami,** Prof. und Dir. der Irrenanst. in Rom, Ital., in Fuligno († 14. Jan. 1878).

1830 Renovation der Verordnung von 1815 in **Belgien,** dass die definitive Sequestration der Irren in „une maison de correction" mittels eines Befehles der Tribunale erster Instanz auf Ersuchen der nächsten Verwandten oder auf amtliche Requisition der Königlichen Procuratoren bewirkt werde, bis sichere Zeichen der Besserung da sind.

1871 Eröffn. der Anstalt für **schwachsinnige** Kinder zu **Leschwitz,** Oberschl., mit 32 Plätzen.

10. 1726 Geb. Dr. **A. Ch. Lorry,** Verf. von „De melancholia et morbis melancholicis, Paris 1765" zu Crosne († 18. Sept. 1783).

1801 Zu **Paris** bestimmt eine Verordnung, dass die Irren aus dem „Hôpital des Petites Maisons" nach Bicêtre und Salpêtrière übersiedeln.

1837 † Dr. **Ch. A. F. Hayner,** Dir. der Irrenanst. in Colditz, Königr. Sachsen. „Ueber die Gebrechen der Irrenbehandlung" (geb. 22. Dec. 1775).

1844 Gründ. des **Vereins** der Aerzte an Irrenanstalten in **Amerika** zu Philadelphia durch 13 Mitglieder.

1861 Eröffn. des „Erziehungshauses für schwach- und blödsinnige Mädchen" zu **Hasserode** bei Wernigerode, Deutschl.

1883 Eröffn. der Prov.-Irrenanst. zu **Neustadt,** Westpr., unter Dir. Dr. Kroemer für 400 Kr. mit 185 Morgen. Neubau für 1,440,000 M.

1884 † Dr. **H. Neumann,** Prof. und Dir. der psychiatr. Klinik zu Breslau, Schlesien, an Coma diabet. (geb. 17. Jan. 1814 zu Berlin).

11. 1842 Eröffn. der Irrenpflegeanst. zu **Stralsund,** Pommern, unter Dir. Dr. Picht für 30 Kr.

1862 † Prof. Dr. **D. G. Kieser,** Dir. der Irrenanst. zu Jena (geb. 24. August 1779).

12. 1773 Eröffn. von „Eastern Lunatic Asylum" zu **Williamsburg,** Virgin., Amer. Jetzt Dir. Dr. R. A. Wise, für 470 Kr. Erste öffentl. Irrenanst. in Amerika.

1842 Eröffn. des „Lunatic Asylum, State of Georgia" zu **Milledgeville,** Georgia, Amer., unter Dir. Dr. David Cooper für 1131 Kr.

1869 Eröffn. des „Willard Asylum for Insane" zu **Willard,** N.-Y., Amer., unter Dir. Dr. John B. Chapin, für 1758 Kr.

1876 Eröffn. der Prov.-Irrenanst. zu **Kreutzburg,** Schlesien, unter Dir. Dr. Brückner für 280 Kr.

1884 † Dr. **C. Kind,** Dir. der Idiotenanst. zu Langenhagen, Hannover, Deutschl., an Apoplexie. (geb. 1825).

13. 1840 Eröffn. des „Maine Insane Hospital" zu **Augusta,** Maine, Amer., unter Dir. Dr. James Bates für 430 Kr.

1850 Das Hospital bei **Upsala,** Schweden, **verbrannte.** 23 Irre kamen um.

14. 1863 Gründ. der Idiotenanst. zu **Kückenmühle** bei Stettin, Pommern, durch die innere Mission. Jetzt 175 Zöglinge.

1870 Zu **Montpellier,** Frankr., wird an der Univers. eine psychiatr. **Klinik** im Allgem. Krankenhause errichtet und dem dirig. Arzte der Irrenabth. Prof. Dr. Cavalier anvertraut.

15. 1816 Eröffn. der Privatanst. „Moet House" zu **Femworlth,** Staffordshire, Engl., durch Dr. Robert Mordy, für 10 Kr.

1841 Bericht der Justiz-Commission zur Reform der Irrenanstalten in **Belgien.**

1859 † Dr. **Corrado Taddei** (de Gravina), Dir. der Irrenanst. zu Lucca, Toscana, Ital., 48 J. alt, in Folge eines Messerstiches in den Unterleib durch einen Kranken während einer Nachtvisite.

1861 Eröffn. der psychiatr. **Klinik** zu **Bern,** Schweiz, durch Prof. Dr. Schaerer.

1868 Eröffn. des **Vereines** der Irrenärzte von Sachsen und Westphalen zu Hannover unter Dr. Snell.

1876 Eröffn. der psychiatr. **Klinik** zu **Genf,** Schweiz, durch Prof. Dr. M. Olivet.

Eröffn. der Prov.-Irrenanst. zu **Andernach**, Rheinpr., unter Dir. Dr. W. Nasse.

1878 Eröffn. der neu erbauten Irrenanst. zu **Heidelberg**, Baden, unter Dir. Dr. Fürstner.

1883 Eröffn. der Central-Siechen-Anst. für Geisteskr. in **Eichelborn**, Kr. Soest, Prov. Westph., mit 100 Betten unter Dr. Hiltermann.

16. 1865 Eröffn. der Privatkuranst. für Nervenkranke zu **Blankenburg** im Harz, unter Dir. Dr. O. Müller.

1882 **Brand** in der 4 Jahre vorher eröffneten Irrenanst. zu **Woodville**, 7 Meilen von Glasgow, Engl., gelöscht von der Feuerwehr der Anstalt.

1884 † Dr. **Alfred Sauze**, Honorar-Dir. der Irrenanst. zu Marseille, Frankr., und 1876 Gründer des Maison de santé du Canet zu Marseille, 57 J. alt, an Herzleiden.

17. 1813 Eröffn. des Royal **Edinburgh** Asylum for the Insane, Schottl.

1852 Eröffn. der Anst. für blödsinnige Kinder zu **Ecksberg**, Bayern, durch den kathol. Pfarrer J. Probst.

1877 In der Anstalt zu **Prag** erschlug ein **epileptischer** Kranker seinen Wärter und verletzte einen anderen Kranken.

18. 1798 Geb. Dr. **Brierre de Boismont** zu Rouen († 25. Dec. 1881).

1885 50j. Amtsjubiläum von Dr. **Hergt**, Dir. der Heilanst. Illenau, Baden.

19. 1849 Eröffn. der neuerbauten Irrenanst. **Eichberg**, Nassau, unter Dir. Dr. Snell. Der Bau begann 1840 für 200—210 Irre und kostete 400,000 Gulden. 70 Morgen Terrain.

1859 Eröffn. des „Departamento Hosp. de San Juan de Dios“ zu **Múrcia**, Prov. Múrcia, Span., Prov.-Anst. für 53 (30 M. 23 F.).

1865 † Dr. **Bazin**, Prof., Dir. der Irrenanst. zu Bordeaux, Frankr., an Apoplexie (geb. 5. Oct. 1796).

20. 1852 Eröffn. des Asyles **de Montredon**, Dép. Loire, Frankr., durch die Brüder de St. Marie de l'Assomption für das Dép.

1871 Eröffn. des „Hudson River-State-Hospital“ zu **Poughkeepsie**, N.-Y., Amer., unter Dir. Dr. Joseph M. Cleaveland, für 300 Kr.

1878 Eröffn. der Privatanst. für **Epileptische** und stille Gemüthskranke in **Bendorf**, Rheinpr., durch Wittwe Pet. Friesenhahn.

21. 1660 Geb. Prof. **Georg Ernst Stahl** zu Ansbach († 14. Mai 1734).

1800 Geb. Dr. **Max Parchappe**, General-Inspector der Irrenanstalten in Frankreich, zu Epernay († 12. März 1866).

1882 † **Joh. Spielmann**, Verf. der „Diagnostik der Geisteskrankheiten“, zu Carlsbad, 61 J. alt.

1884 † Dr. **Girard de Cailleux**, Honorar-General-Inspector der Irrenanstalten der Seine, Frankr., an einer Gehirnaffection. Früher Dir. der Irrenanst. in Auxerre, später von Morsens (geb. 9. März 1814 zu Lyon).

Eröffn. des Neubaues in der durch Ankauf von 13,60 M. Terrain vervollständigten Irrenanst. **Eichberg**, Nassau, durch Einzug in den Frauen-Pavillon, unt. Dir. Dr. Schroeter. Am 16. Mai 1885 zog das Waschpersonal mit 12 kr. Frauen in die neuerbaute Waschküche ein. Kosten der baulichen Reorganisation 1,017,972 M. Aufnahmefähigkeit 450 Kr.

22. 1784 Verfügung der Kgl. Kriegs- und Domänen-Kammer zu Breslau auf Antrag des Dr. **Glawnig**, dass bei jeder Aufnahme eines Irren in der Anstalt zu **Brieg** ein Physikats-Attest beizubringen ist, worin Krankheitsbericht und die bisherigen Curmethoden angegeben sind.

1807 Geb. Dr. **Magnus Huss** zu Torp in Medelpad, Schweden, Prof. in Upsala, Verf. von „Alcoholismus chronicus elles kronisk alkoholsjukdom. 2 Theile 1849,51.“

1861 † Prof. Dr. **R. Leubuscher**, psychiatr. Schriftsteller, zu Berlin (geb. 12. Dec. 1821).

1864 Eröffn. von „West Virginia Hosp. for the Insane“ zu **Weston**, West-Virg., Amer., unt. Dir. Dr. B. Hills, für 680 Kr.

1875 Eröffn. des „Parochial Asylum Woodilee“ bei **Glasgow**, Schottl., für 500 Kr. Neubau für 3 Mill. Mark unter Dir. Dr. Blair. 458,842 Acres Land Areal.

1883 Eröffn. des „Oregon State Insane Asylum“ zu **Salem**,

Oregon, Amer., unter Dir. Dr. Horace Carpenter für 420 Kr.

23. 1872 Eröffn. des „Maryland Hospital for the Insane (Spring Grove)“ zu **Catonsville,** Maryl., Amer., unter Dir. Dr. Rich. Gundry, für 324 Kr. Früher zu Baltimore von 1797—1872.

1876 † Dr. **J. F. Bulckens,** dirig. Arzt der Irrencolonie Gheel, Belgien (geb. 17. Dec. 1813).

1877 Eröffn. des Neubaues von „Worcester Lunatic Hospital“ zu **Worcester,** Massach., Amer., unter Dir. Dr. John G. Park für 800 Kr. Alter Bau seit 1833 unter Dr. S. B. Woodward für 250 Kr.

Eröffn. des „Asylum for the Chronic Insane“ zu **Worcester,** Massach., Amer., unter Dir. Dr. Hosea M. Quinby für 357 Kr.

1879 Eröffn. des „Colorado State Lunatic Asylum“ zu **Pueblo,** Colorado, Amer., unter Dir. Dr. B. R. Thombs für 175 Kr.

1882 Eröffn. der Heil- und Pflegeanst. für Epileptische zu **Karlshof,** Ostpreussen. 80 Plätze, durch Sup. Klapp in Rastenburg 1883 mit e. Arbeiterkolonie verbunden und mit Diaconen-Mutterhause 1884.

1883 Schluss des „Oregon Hospital for Insane“ zu **East Portland,** Oregon, Amer.; Kranke nach Salem gebracht.

24. 1870 † Prof. Dr. **Leonh. Fahlander,** Dir. der Irrenanst. zu Lappvik bei Helsingfors, Russl.

1883 Eröffn. des „Binghampton Asylum for the Chronic Insane“ zu **Binghampton,** N.-Y., Amer., unter Dir. Dr. T. S. Armstrong für 450 Kr.

1884 † Dr. **J. B. Dumesnil,** fr. Dir. des Asyles „de Quatremares“, seit 1872 General-Inspector der Irrenanstalten in Frankreich (geb. 1812 zu Coutances).

25. 1795 Geb. Prof. Dr. **K. W. Ideler,** Dir. der psychiatr. Klinik zu Berlin, zu Bendwisch in der Priegnitz († 29. Juli 1860).

1826 † Prof. **Ph. Pinel** zu Paris (geb. 20. Apr. 1745).

1866 † Dr. **M. Burnett,** Dir. des Privatasyles zu Alton-Hants, Engl., 59 J. alt.

1882 † Prof. Dr. **Obernier** in Bonn, Rheinpr., fr. Assistent in Siegburg, an chronischem Magenleiden.

26. 1843 † Dr. **J. C. Heinroth**, Prof. der Psychiatrie zu Leipzig (geb. 17. Jan. 1773).

1844 Eröffn. der Privatanst. zu **Endenich** bei Bonn, Rheinpr., unter Dir. Dr. Richarz, 52 Betten.

1868 † Prof. Dr. **W. Griesinger**, dir. Arzt der Irrenabth. der Charité zu Berlin (geb. 29. Juli 1817).

† Dr. **Ehrlich**, Dir. der Irrenpflegeanst. zu Brieg, Schlesien, 70 J. alt.

1876 Eröffn. der psychiatr. **Klinik** zu **Basel**, Schweiz, durch Prof. Dr. Wille.

27. 1847 Errichtung des Asyles „for Idiots“ zu **Earlswood** durch Dr. Andrew Reed, der ersten und nur durch öffentliche Beiträge errichteten Idiotenanst. in England. Einige Häuser wurden dazu eingerichtet. Neubau 1855.

1854 Eröffn. des „Manicomio de San Baudilio de Llobregat“ zu S. Baud. de **Llobregat**, Prov. Barcelona, Span., Privatanst. des Dr. Ant. Pujadas für 625 (378 M. 247 F.).

1859 Concession der 1854 in San Baudilio de Llobregat, **Spanien**, in einem früheren Kapuzinerkloster durch D. Ant. Pujadas eingerichteten Anst. mit 625 Kr.

28. 1842 Eröffn. des „New Hampshire Asylum for the Insane“ zu **Concord**, New Hampshire, Amer., für 300 Kr.

1859 † Dr. **Ch. C. Weiss**, Dir. der Irrenpflegeanst. zu Colditz, Königr. Sachsen (geb. 5. Apr. 1790).

1871 † Dr. **J. P. Falret**, Gründer (mit Voisin 1822) der Privatirrenanst. Vanves bei Paris; 1831—67 an der Salpêtrière; nach Anderen † 1870. (Geb. 26. April 1794).

1880 † Dr. **Ed. Seguin** zu New-York, 68 J. alt, Förderer der Idiotenpflege und Präsident der Gesellschaft der Aerzte für Idioten-Fürsorge.

29. 1852 In der Irrenanst. zu **Bayreuth** riss ein Kranker seinem Mitkranken beide Hoden ab und ass sie auf. „Er müsse Menschenklösse essen, um statt seiner 2 verstorbenen Kinder 4 neue erzeugen zu können.“ Der Verstümmelte

starb, der Kranke machte wiederholt noch Attentate auf die Hoden der Aerzte und Wärter.

1861 † Dr. **H. Bergmann**, em. Dir. der Irrenanst. zu Hildesheim, Hannover (geb. 12. Juni 1780).

1865 Eröffn. des Wilhelmsstiftes für blödsinnige Kinder zu **Potsdam**, Prov. Brandenburg, unter Inspector Grossmann, in einem alten Hause. Neubau bezogen am 29. Oct. 1869. Gründung durch Verein unter Super. Schultz.

31. 1864 Eröffn. der Prov.-Irrenanst. „Bethesda" zu **Lengerich**, Westph., für die evangelischen Kranken der Provinz, unter Dir. Dr. A. Vorster.

1875 Dr. **Brenner**, Prof. und Dir. der Irrenanst. zu Basel, Schweiz (geb. 8. Jan. 1809).

1882 Eröffn. der „Heil- und Pflegeanstalt für **Epileptische Tabor**" mit 5 Kr., in relat. Verbindung mit der Idiotenanst. Kückenmühle bei Stettin. Neubau mit 104 M. Terrain. Sie hat besonderes Curatorium und Verwaltung. Vorsteher beider Pastor Bernhard.

November.

1. 1790 Eröffn. des „Tollhauses" zu **Prag**, Oesterr., im Hofe des allgemeinen Krankenhauses. 1846 abgebrochen.

1797 Geb. Dr. **Et. Frum. Mitivié** zu Castres, Frankr., Arzt der Salpêtrière und Gründer mit seinem Onkel Esquirol 1824 der Privatirrenanst. zu Ivry bei Paris, die er von 1843 mit Baillarger und Moreau bis 1848 leitete, und wo er starb († 22. Jan. 1871).

1810 Die Kgl. Regierung übernimmt nach Aufhebung der Ständischen Verhältnisse die Leitung der kurmärkischen Land-Irrenanst. zu **Neuruppin**. 1828 wird dieselbe nach Restitution der ständischen Verhältnisse an letztere zurückgegeben.

1823 Eröffn. der Privat-Irrenanst zu **„Clapham-Retreat"** in Engl. für 140 Kr.

1826 Eröffn. der dazu adoptirten Irrenbewahr- und Siechenanst. im Schloss **Plagwitz** bei Löwenberg in Schlesien unter Dr. Pohl.

1829 Das Alexiushaus in **Braunschweig**, Deutschl., nach Entfernung der Sträflinge in die Gefangenanst. zu Wolfenbüttel, wird als selbständige Irrenanst. eröffnet unter Dr. Franke. Aufgehoben 1. Dec. 1865.

1830 Eröffn. der Irrenanst. zu **Hall** in Tyrol unter Dir. Dr. Tschallener.

1835 Eröffn. der Irrenanst. zu **Stephansfeld**, Elsass, unter Dr. Ristelhuber.

1844 Schluss des königl. provisorischen Irrenheil-Instituts in **Halle a. S.**, Prov. Sachsen, unter Dir. Dr. H. Damerow.

Eröffn. der Prov.-Irrenanst. bei **Halle**, Prov. Sachsen, unter Dir. Dr. H. Damerow.

1848 Eröffn. des „Indiana Hospital for the Insane" zu **Indianopolis**, Indiana, Amer., für 1144 Kr.

1851 Eröffn. der Idiotenanst. zu **Winterbach**, Oberamt Schorndorf, Württ., unter Hausvater J. Landenberger. Schluss und Uebersiedelung nach Schloss Stetten am 22. Mai 1864.

1853 Neues **Irrengesetz** in **England**.

1859 Eröffn. der Kreisirrenanst. bei **München**, Bayern, unter Dir. Dr. Solbrig für 280 Kr. Neubau für 912,000 M. Mit 11,87 Hect. Areal. Gleichzeitig Gründung eines Unterstützungsfonds für Unterstützung armer Gemeinden zur Unterbringung von Irren in die Kreisanstalt. Stammvermögen Ende 1884 191400 M.

1861 Eröffn. der neuen Irrenanst. **St. Robert**, Dép. Isère, Frankr., unter Dr. L. Evrat. Bau in Pavillons, begonnen 1852.

1863 Eröffn. der Irrenanst. zu **Brünn**, Mähren, unter Dir. Dr. Czermak.

1865 Eröffn. der Prov.-Irrenanst. zu **Eberswalde**, Prov. Brandenburg, unter Dir. Dr. Sponholz. Neubau f. 300 Kr.

Schluss der Irrenanst. zu **Neuruppin**, Prov. Brandenburg, nach 64j. Wirksamkeit.

1866 Errichtung einer Anstalt für **Epileptische** in der Idiotenanst. zu Schloss **Stetten**, Württ., mit 10 Kindern unter dem Vorsteher F. Koelle, früher Anstaltslehrer. 1867 Eintritt des Dr. Haeberle als ärztl. Vorstand. In Folge der Erweiterung nunmehr 3 Vorsteher: Dr. Haeberle ärztl., Insp. Landenberg pädagogischer und Hausvater Kölle ökonomischer. 1872 Eröffn. des Asyles für Männer, 1874 für Frauen. 1877 Eintritt des Pfarrer Schall anstatt des erkrankten Insp. Landenberger. 1880 Eintritt des Dr. Wildermuth an Stelle des Dr. Haeberle. 1883 Verlegung des Asyles f. Fr. nach dem Filiale Rommelshausen. 1885 146 Idioten und 130 Epil. verschiedenen Alters.

Eröffn. des „Kansas State Insane Asylum" zu **Osawatomie**, Kansas, Amer., unter Dir. Dr. A. H. Knapp, f. 430 Kr.

1867 Erste Sitzung des psychiatr. **Vereines** der **Rheinprovinz** in Bonn unter Dir. Dr. Nasse.

1868 Eröffn. der Priv.-Irrenanst. in **Pankow** bei Berlin durch Dir. Dr. Mendel. Für städt. Kr. am 25. Juli 1884 unter Dr. Richter mit 159 Betten.

1870 Eröffn. des „State Insane Asylum" zu **Cranston**, Rhode Isl., Amer., unter Ch. H. Hunt für 290 Kr.

Eröffn. des „Asylum for the Insane" zu **London, Ont.**, Brit. Prov., Amer., unt. Dir. Dr. R. M. Bucke, 900 Kr.

1872 Eröffn. von „Göteborgs Hospital" zu **Hissingen**, Schweden, unter Dir. Dr. Anjan.

1877 Eröffn. des „Queens County Insane Asylum" zu **Mineola, Long Island**, N.-Y., Amer., unt. Dir. Dr. David Rogers f. 126 Kr.

1878 Eröffn. der Priv.-Irrenanst. zu **Támatsi**, Japan, unter Dir. Kátow. Ausser Psychosen werden auch andere Neurosen aufgenommen.

1879 Eröffn. der neuen Irrenanst. zu **Jena**, Weimar. unt. Dir. Dr. Fr. Siebert, für 136 Kr. mit 731,400 M. Die frühere 1804 eingerichtet.

1880 50j. Jubil. der Irrenanst. zu **Hall**. Tyrol, unt. Dir. Dr. Nagy.

Eröffn. des „Buffalo State Asylum for the Insane“ zu **Buffalo,** N.-Y., Amer., unt. Dir. Dr. Judson B. Andrews f. 340 Kr.

1881 Eröffn. der Privat-Irrenanst. zu **Obernigk** b. Breslau durch Dir. Dr. Kleudgen mit 42 Betten.

† Pfarrer **Bost** in Laforce, Frankr., der sich zuerst der **Epileptischen** in richtiger Fürsorge annahm und eine Anstalt gründete: Eben-Ezer für Mädchen, Bethel für Knaben (geb. 4. März 1817).

1883 Eröffn. von „Homewood Retrait“ zu **Guelph, Ont.,** Brit. Prov., Amer., unt. Dir. Dr. Stephen Lett.

1883 Eröffn. der Oberbayr. Kreisirrenanst. zu **Gabersee** b. München unt. Dir. Dr. Bandorf. Ankauf des Gutes am 1. März 1882. Landwirthschaftl. Anstalt.

Eröffn. des „Thorshang Instituts for **Epileptikere**“ zu Christiania, Norw., unter J. A. Lippestad mit 9 Kr.

1884 „Criminal lunatics Act 1804“ in **England.**

1885 Eröffn. der neuerbauten Prov.-Irrenanst. zu **Tambow,** Russl., unter Dir. Dr. Wl. Sorbski für 100 Kr. im Anschluss an die vor 40 J. in einem alten Gebäude eingerichteten Irrenanst. für 200 Kr.

2. 1841 Erste Sitzung des Vereines der Irrenärzte in England zu **Nottingham.**

1858 Eröffn. des „Cambridgeshire Asylum“ zu **Fulbourn,** Engl., unter Dir. Dr. E. L. Bryant.

1878 Eröffn. der neu erbauten psychiatr. **Klinik** zu **Heidelberg,** Baden, durch Prof. Dr. Fürstner.

1883 Irrengesetz in **Schweden,** wonach die Anstalten in Heil- und Pflegeanst. getrennt werden und jedes Krankenhaus provisorisch Aufnahme gewähren muss. Alle Anstalten stehen unter der „Direction der Medicin“.

3. 1869 Gründung des **thurgauischen Hilfsvereines** für Gemüthskranke in der Schweiz durch die Gemeinnützige Gesellschaft unt. Dr. Walter.

Eröffn. der psychiatr. **Klinik** zu **Zürich,** Schweiz, durch Prof. Dr. B. Gudden.

4. 1852 Eröffn. des „**Lincoln** County Asylum“, Engl., unt. Dir.

Ed. Palmer mit 250 Kr., erweitert 1858 um 160, 1865 um 168, 1882 um 110, jetzt 680 Kr.

Ein Kranker erschlug in der Delirantenstation der Charité in **Berlin** 3 Mitkranke. Der Wärter wurde zu 2 Monaten Haft verurtheilt.

1864 Eröffn. des „Glamorgan County Asylum" bei **Bridgead**, Süd-Wales, Engl., unt. Dir. Dr. David Yellowlees.

1885 50j. Stiftungsfest der Irrenanst. **Stephansfeld**, Elsass, unt. Dir. Dr. Stark.

5. 1726 † Dr. **Ant. Pacchioni** zu Rom, Ital. (geb. 13. Juni 1665).

6. 1804 Geb. Dr. **v. Zeller**, Dir. der Irrenanst. zu Winnenthal, Württ., zu Heilbronn († 23. Dec. 1877).

1813 Hofkanzleidecret in **Wien**, Oesterr., über die Bedingungen zur Errichtungsbewilligung von Privatanstalten.

1872 Eröffn. des „State Hospital for the Insane" zu **Danville**, Pennsylv., unter Dir. Dr. S. S. Schultz, f. 700 Kr. Terrain 260 Acres.

1882 † Dr. **von Gellhorn**, Dir. der Prov.-Irrenanst. zu **Ueckermünde**, Prov. Pommern, an Gehirnkrankheit. Syphil. Geschwulst durch Infection nach Section eines mit Lues behafteten und an Dem. paral. gestorbenen Kranken (geb. 6. März 1835).

7. 1866 Kais. Bestätigung der „Assoc. mutuelle des méd.-aliénistes en France" in **Paris**.

1870 † Dr. **G. von Riedel**, vorm. Dir. d. n.-österr. Irrenanst. zu Wien, 68 J. alt, an Pneumonie.

8. 1784 Eröffn. des neu gebauten Irrenhauses zu **Brieg**, Schlesien, auf dem Terrain des Zuchthauses für 50 Kr. nach den Plänen des dirig. Arztes Dr. Glawnig. Das Directorium wurde trotz seines Wunsches ihm nicht übertragen.

1786 Geb. **L. F.** Freiherr **von Wiesenhütten**, verdient um die Schöpfung der Irrenanst. zu Frankfurt a M. († 8. August 1857).

1826 Eröffn. der allgemeinen Taubstummenanst. zu **Pforzheim**, Baden, unt. Dr. Neumann.

1852 † Dr. **E. S. Blanche**, Dir. der Privatanst. zu Passy bei Paris (geb. 15. Mai 1796).

9. 1874 Eröffn. des „Missouri State Lunatic Asylum No. 2“ zu **St. Joseph, Miss.**, Amer., unt. Dir. Dr. **G. C. Catlett** f. 300 Kr.

1876 Eröffn. des „Asile d'aliénés à Henri Chapells“ im Schlosse von **Buelen,** Belg., durch die Alexianer unt. Dir. Houber und Dr. Henfling, für 30 M.

10. 1884 Eröffn. der kathol. **Idiotenanst.** zu **Essen,** Rheinpr., durch den Essener Verein zur Erziehung und Pflege kathol. idiot. Kinder aus der Rheinpr. 40 Betten.

11. 1751 † Dr. **J. O. de la Mettrie,** Verf. von „l'homme machine“ und „Hist. nat. de l'âme“, zu Berlin (geb. 25. Dec. 1709).

1794 Geb. Dr. **J. M. Leupoldt**, Prof. in Erlangen, psychiatr. Schriftsteller, zu Weissenstadt bei Bayreuth († 21. Aug. 1874).

1795 Geb. Prof. **M. H. Romberg** in Berlin († 16. Juni 1873).

1823 Eröffn. der Irrenabth. des Allgem. Krankenhauses zu **Hamburg**, unt. Dr. Ritter.

1862 Eröffn. des „Western Pennsylvania Hospital“ zu **Dixmont,** Allegheny county, Penns., Amer., unt. Dr. J. A. Reed, f. 400 Kr. Terrain 373 Acres durch Sammlungen bezahlt.

1880 Bildung einer „nationalen **Gesellschaft** in **New-York** zum Schutze der Geisteskranken und zur Verhütung der Geisteskrankheiten“.

12. 1829 Eröffn. der Versorgungsanst. zu **Colditz**, Königr. Sachsen, unt. Dir. Dr. Ch. A. F. Hayner.

13. 1872 † Dr. **Bernhardi,** emer. Dir. der Prov.-Irrenanst. zu **Allenberg,** Ostpr. (geb. 14. März 1804).

1884 Eröffn. des neuen Irrenfrauenhauses zu **Bremen** unt. Dir. Dr. Scholz.

14. 1805 Geb. Prof. Dr. **J. F. H. Albers** zu Bonn, Rheinpr. († 11. Mai 1867).

1814 Eröffn. der Irrenanst. zu **Marsberg,** Westph., als Heilanst. in einem Kloster unt. Dr. Rüer.

1831 † Prof. Dr. **Hegel**, Philosoph, in Berlin an der Cholera (geb. 27. Aug. 1770).

1880 Gründung der **Dick**-Stiftung des Pfälzischen Hilfsvereines für Geisteskranke in **Klingenmünster.**

15. 1741 Geb. **J. K. Lavater**, Verf. der „physiogn. Fragmente" in Zürich, Schweiz († 2. Jan. 1801).

1855 Eröffn. der Idiotenanst. „Gambe Backehus" bei **Kopenhagen,** der ersten in Dänemark, mit 4 Zöglingen durch Dr. J. R. Hübertz.

Eröffn. der „Heilanstalt für Idioten" zu **Laforce,** Frankr., durch Pfarrer Bost.

1863 Eröffn. der neuerbauten Irrenanst. zu **Bailleul,** Dép. Nord, Frankr.

1875 Eröffn. des „Napa State Asylum for the Insane" zu **Napa City,** Calif., Amer., unter Dir. Dr. E. T. Wilkins für 1000 Kr.

1879 Eröffn. der königl. kroatischen Landesirrenanst. **Stenjevec** bei Agram unter Dir. Dr. J. Rohazek, für 250 Kr. Neubau in Pavillons.

1880 Es **brannte** die Irrenanst. St. Peter zu **Minnesota,** N.-Y., ab. 30—40 Kr. kamen theils durch Feuer, theils durch grosse Kälte um.

16. 1715 Geb. Dr. **J. Monro,** Arzt in Bethlem, London, psychiatr. Schriftsteller, zu Greenwich († 27. Dec. 1791).

1873 † Dr. **Jacques,** seit 40 J. dir. Arzt der Irrenanst. zu Anvers, Belg., 63 J. alt.

17. 1852 † Prof. Dr. **v. Eschenmayer** zu Kirchhein, Württ. (geb. 4. Juli 1768).

1870 Concession der Israelitischen Heil- und Pflegeanst. f. Nerven- und Gemüthskranke zu **Sayn,** Rheinpr., durch M. Jacoby mit 130 Plätzen.

1871 Errichtung des **Niederländischen Vereines** für Psychiatrie zu Utrecht unter Präs. Dr. Ramaer.

1873 Eröffn. der Irrenanst. **St. Urban,** Canton Luzern, Schweiz, unter Dir. Dr. Wille für 200 Kr.

18. 1828 Geb. **Johanna Nathusius** zu Althaldensleben. Erbauerin einer der ersten Idiotenanstalten in Deutschland „Elisabethstift" zu Neinstedt im Harz († 28. Mai 1885).

1851 Ein Königl. Befehl ordnet in **Belgien** eine höhere Commission für die Inspection der Irrenanstalten an.

1855 Eröffn. der Irrenanst. **Waldau,** Canton Bern, Schweiz, unter Dir. Dr. Tribolet.

1864 Eröffn. der Irrenheilanst. **Friedrichsberg** bei **Hamburg** unter Dir. Dr. L. Meyer durch Aufnahme der Kranken aus dem Allgemeinen Krankenhause.

1869 Concession der Irrenheil- und Pflegeanst. der Alexianerbrüder zu **Neuss**, Rheinpr., mit 110 Betten. Als Pflegeanstalt 1490 errichtet.

1881 Eröffn. der städt. Idiotenanst. zu **Dalldorf** bei Berlin unter Inspector Pieper. Neubau f. 100 Zöglinge.

19. 1818 Cabinets-Ordre in **Berlin** (auf Langermann's Vorschlag), wornach der Abth. der Irren in der Charité eine von dem Gebäude und der Verwaltung der Charité völlig abgesonderte Anstalt angewiesen werde. Sie solle nach besonderer Instruktion geleitet und verwaltet werden. Eine Landfläche bei Cöpenick wurde gekauft, aber wegen Höhe der Baukosten nicht dazu benutzt.

1841 Eröffn. der Irren-Siechenanst. zu **Geseke**, Westph., mit 200 Betten.

1858 Ein **Decret** verordnet die Errichtung einer Infirmerie in der Irren-Colonie **Gheel**, Belg.

1868 Zerstörung der Irrenanst. zu **Cleveland**, N.-Y., Amer., durch **Feuer**, wobei 6 verbrannten.

1876 Eröffn. der neu erbauten Irrenstation der Strafanst. **Waldheim**, Königr. Sachsen, unter Dr. Knecht.

† Dr. **Wm. Maclay Awl**, nach mehrj. Leiden, Dir. der Irrenanst. zu Columbus, Ohio, Amer. (geb. 24 Mai 1799).

20. 1774 First Lunacy **Act** in **England**.

1875 Eröffn. der Heil- und Pflegeanst. für die Irren des Canton Freiburg zu **Marsens**, Schweiz, mit 125 Betten unter Dr. Girard de Cailleux.

21. 1675 † Dr. **Thomas Willis** zu London „Anat. u. Phys. des Gehirns“ (geb. 6. Febr. 1622).

1880 † Dr. **N. Lauder-Lindsay**, 50 J. alt, ärztl. Dir. der Irrenanst. Murray bei Perth, Schottl., von 1854 bis 1880, eifriger Bekämpfer des Non-restraint und psychiatr. Schriftsteller. (Geb. in Edinburgh.)

22. 1809 Geb. Dr. **B. A. Morel**, 1848 Dir. der Anstalt Maréville. 1856 Dir. des Asyles St. Yon, Frankr. († 30. März 1873).

1813 † Prof. J. **Ch. Fr. Reil**, Verf. der „Rhapsodieen", am Fleck-Typhus in Halle (geb. 28. Febr. 1759).

1862 Inauguration der Statue **Esquirol's** im Vorhofe von Charenton bei Paris.

1876 † Dr. **L. A. Evrart**, Honorar-Dir. der Irrenanst. St. Robert, Frankr., zu Cheuvreuse (geb. 1797 zu Paris).

23\. 1818 Eröffn. des Asyles zu **Wakefield**, Engl., für 300 Kr. unter Dr. Ellis.

1863 Die Irrenanst. zu **Montreuil-sous-Laon**, Frankr., wird durch Feuer zerstört. 6 Frauen verbrennen. Ein Kranker, auf Bitten der Aeltern den Tag vorher von mech. restraint befreit, stahl eine Kerze und zündete sein Bett Nachts an.

1872 † Dr. **Felix Voisin**, Arzt an Bicêtre und Begründer der Privatanst. zu Vanves bei Paris mit Dr. J. P. Falret, 78 J. alt zu Vanves.

1882 Feuer in der Irrenanst. **Ville-Evrad** bei Paris. Ein Kranker mit Selbstmordsucht schlich sich auf den Boden, zündete einen Haufen Stroh an und warf sich mitten in die Gluth. Er verbrannte und mit ihm der Dachstuhl.

24\. 1632 Geb. **Baruch Spinoza**, Philosoph, zu Amsterdam, Holland († 21. Febr. 1677).

1808 Geb. Dr. **Boyd**, Dir. der Privat-Irrenanst. Southall-Park bei London († 14. Aug. 1883 beim Brande seiner Anstalt).

1826 Eröffn. der Irrenpflegeanst. zu **Düsseldorf**, Rheinpr., unt. Dr. Bournye, für 40 Kr. Jetzt 550 Betten.

25\. 1801 Geb. **M. G. Noroy**, Dir. der Irrenanst. zu Montdevergaes, Frankr., zu Arc en Barrois († 12. Juni 1865).

1813 Geb. Dr. **T. A. H. Voppel**, emer. Dir. der Irrenpflegeanst. zu Colditz und der Colonie Zschadras, Kgr. Sachsen, in Dresden († 19. Dec. 1885).

1814 Geb. Dr. **H. Dick**, Dir. der Kreisirrenanstalt Klingenmünster, Bayern († 22. Febr. 1880).

1818 Geb. Dr. **J. H. Peters**, Dir. der Irrenanst. bei Vordingborg, Dänem., von 1857—67 zu Kopenhagen (lebt daselbst).

1825 Geb. Dr. **Jos. Czermak**, Dir. der Irrenanst. zu Brünn Mähren († 24. Juli 1872).

1838 Eröffn. des „Ohio Lunatic Asylum“ zu **Columbus**, Amer., unt. Dir. Dr. Fitch. 1845 unt. Dr. W. Awel 146 Kr.

1848 Es wird die Errichtung der General-Inspectoren über das Irrenwesen in **Frankreich** geschaffen.

1882 † Dr. **Luigi Mongeri**, Reorganisator und Dir. der Irrenanst. zu Konstantinopel.

1884 Dr. **Murray Lindsay**, ärztl. Dir. des Derby County Asylum, in der Tischlerwerkstätte von einem Kranken, der 12 J. lang im Asyle als harmlos galt, durch einen Meissel in der linken Leistengegend, in der Bauchwand und Herzgegend lautlos durchstochen. Zum Glück nicht tödtlich. Der Kranke liess sich ruhig fortführen und bedauerte das Misslingen des Versuches.

26\. 1839 Ein Hofkanzleidecret in Wien bestimmt für **Oesterreich** die Bedingungen, unter welchen Privatirrenanstalten errichtet und geleitet werden dürfen.

1871 † Dr. **Graeser**, Dir. der Irrenanst. Eichberg, Nassau, am Zungenkrebs (geb. 15. Apr. 1819).

1879 † Dr. **C. W. Gehewe**, Dir. der Irrenanst. Alexandershöhe bei Riga, Russl., am Typhus (geb. 16. Aug. 1826).

27\. 1879 Eröffn. eines Asyles für **Trunkfällige** aus gebildeten Ständen in **Lintorf**, Kreis Düsseldorf, „Kuranst. Siloah“, durch die Diakonen-Anstalt zu Duisburg unt. Pastor Hirsch.

28\. 1873 Modification des Irren**gesetzes** in **Belgien** vom 18. Juni 1850.

1882 Gründung eines **Schutzvereines** für genesene Irre in **England** unter Lord Shaftesbury.

29\. 1861 Eröffn. der Irrenanst. **Conradsberg**, bei Stockholm, Schweden, unter Dir. Dr. Oehrström.

Schluss der alten Irrenanst. **Stockholms**, Schweden, „Danwiks Tollhaus“, nach 310j. Wirksamkeit.

30\. 1847 Eröffn. des „Butler Hospital for the Insane“ zu **Providence**, Rhode Island, untes Dr. J. W. Sawyer für 192 Kr.

December.

1\. 1829 Eröffn. des Asyles von **Lafont** bei Rochelle, Frankr., unt. Dr. Fromentin-Dupeux.

1850 Feuer in „**Maine** Insane Hospital", Amer., Nachts um 3 Uhr, im Raume der Luftheizung; 2 Flügel der Männerabtheilung zerstört. 27 Kr. und 1 Wärter verbrannten.

1857 Eröffn. der Irrenabth. des Fürst-Karls-Landesspitales in **Sigmaringen**, Deutschl., unter Dr. Schwartz.

1864 Eröffn. der Irrenanst. zu **Friedrichsberg** bei Hamburg für 370 Kr. unter Dir. Dr. L. Meyer.

1865 Eröffn. der Irrenanst. zu **Königslutter**, Braunschweig, unter Dir. Dr. Hasse. Neubau für 300 Kr.

1872 Eröffn. der steyermärk. Irrenanst. zu **Feldhof** bei Graz unter Dir. Dr. v. Krafft-Ebing. Neubau für 500 Kr.

1874 Eröffn. der neuerbauten Irrenpflege- und Siechenanst. zu **Hochweitzschen**, Kgr. Sachsen, für 200 Kr. mit 765,000 M. Baukosten und 26 M. Terrain unter Dr. Max Huppert.

1876 Eröffn. der neu erbauten Pflegeanst. zu **Erlangen**, zugefügt der als Kreisanstalt 1846 im Neubau bezogenen Irrenanst. unt. Prof. Dir. Dr. F. W. Hagen. Januar 1877 wurden noch 2 Pavillons zugefügt. Der ganze Bau war erst 1880 vollendet.

Eröffn. der Irrenanst. zu **Voghera**, Pavia, Ital., unter Dir. Dr. Tamburini für 300 Kr.

1878 Eröffn. der Idiotenanst. zu **Malmöhus**, Schweden, für 25 Kinder.

Eröffn. der psychiatr. **Klinik** an der Univers. **Palermo**, obligatorisch für das 6. Studienjahr, unt. Prof. Dr. Salemi Pace.

Eröffn. des „New-York City Branch Lunatic Asylum" zu **Hart's Island**, N.-Y., Amer., unter Dir. Dr. Andrew Egan für 434 Fr.

1879 Eröffn. von „Prince Edward's Island Hosp. for Insane" zu **Charlottetown, P. E. Island**, Brit. Prov., Amer., unt. Dir. Dr. E. S. Blanchard f. 110 Kr.

Eröffn. der „St. Vincent's Retreat for the Insane" zu **Harrison**, N.-Y., Amer., unt. Dr. H. E. Schmid. Kathol. Institut. Für 40 Frauen.

1882 Eröffn. des „Oxford Retreat" zu **Oxford**, Ohio, Amer., unter Dir. Dr. A. Morse für 80 Kr.

Eröffn. der Aufnahmeanst. (Irrenheilanst.) neben dem Provinziallazarethe in **S. Michel**, Finnl.

2. 1851 Eröffn. des „County Asylum" zu **Abergavenny** für die Grafsch. Monmouth, Brecon und Radnor, Engl., unter Dir. Dr. Allen.

3. 1798 Durch Kgl. Kabinetsordre wird in **Berlin** bestimmt, dass die Irren in der Charité versuchsweise aufgenommen werden, um wenn möglich die Anlage eines besonderen Irrenhauses zu vermeiden.

1876 † Dr. **C. Alph. Vedie**, ärztl. Dir. der Irrenanst. zu Alençon, Frankr. (geb. 20. Aug. 1816).

4. 1811 Geb. Dr. **Stolz**, Dir. der Irrenanst. zu Hall, Tyrol († 8. Febr. 1878).

1879 Eröffn. des „Illinois Eastern Hospital for the Insane" zu **Kankakee**, Illin., Amer., unt. Dir. Dr. R. S. Dewey f. 500 Kr.

5. 1797 Geb. Dr. **Sauveur**, zu Lièges, Belg. († 19. Dec. 1862).

1811 Erste Anregung der Errichtung einer Irrenanst. in dem aufgehobenen Kloster zu **Marsberg**, Westph., durch den Kirchen- und Schulrath zu Arnsberg.

1867 † Prof. Dr. **J. P. Flourens** zu Paris, Verf. von „Rech. expérim. sur les propriétés et les fonctions du système nerveux dans les animaux vertébrés. 2. Ausg. Paris 1842." (Geb. 24. April 1794.)

1879 † Dr. **Combes**, ärztl. Dir. der Irrenanst. **St. Gemmes**, Maine et Loire, Frankr., 48 J. alt.

6. 1866 † Dr. **Casimir Pinel**, Dir. des Privatasyles im Schlosse St. James, Frankr., nach langem Leiden zu Neuilly-sur-Seine.

1868 Eröffn. der Irrenanst. **Leopoldshalde** bei Ofen, Ungarn, unt. Dir. Dr. Schnirch.

1879 Der Generalrath der Seine beschliesst die Errichtung einer

Irrenanst. zu **Villejuif** bei Paris und bewilligt nach und nach dazu 1,431,757 Frcs.

7\. 1792 Geb. Dr. **G. Müller,** em. Dir. der Heil- und Pflegeanst. zu Pforzheim, Baden, zu Meckesheim bei Heidelberg († 12. März 1866).

1848 † Dr. **A. L. Wigan,** Verf. von „Duality of the mind" zu London.

1875 Uebereinkommen **Oesterreich-Ungarns** und der **Schweiz,** die jedem Staate zukommenden Irren zu verpflegen.

1882 † Dr. **Fr. Köstl,** Prof. und emer. Dir. der Irrenanst. in Prag, Böhmen, zu Graz, 71 J. alt.

8\. 1804 Dr. **Glawnig** an der Irrenanst. zu Brieg bittet, „ein Irrenhaus auf dem platten Lande zu **ländlichen** Arbeiten anzulegen".

9\. 1853 Eröffn. des „Hospital de las Cinco Llagas" zu **Sevilla,** Prov. Sevilla, Span., Prov.-Anst. für 73 (45. M. 28 F.).

1865 Beschluss der Stände der **Rheinprovinz,** 5 neue Heil- und Pflegeanstalten zu erbauen.

1879 **Brand** in der Prov.-Irrenanst. zu **Andernach,** Rheinpr.

10\. 1862 Eröffn. der „Casa de dementes" zu **Cadiz**, Prov. Cadiz. Span., Prov.-Anst. für 169 (96 M. 73 F.).

1868 † Dr. **C. F. Kern,** Dir. der Idiotenanst. in Möckern bei Leipzig (geb. 7. Juni 1814).

1875 Eröffn. des „Zürcher Hilfs**vereines** für Geisteskranke in **Riesbach,**" Canton Zürich, Schweiz, unter Dir. Prof. Dr. Hitzig.

12\. 1777 † **Alb. v. Haller,** Physiolog (geb. 8. Oct. 1708).

1821 Geb. Prof. Dr. **R. Leubuscher,** psychiatr. Schriftsteller, zu Breslau († 22. Oct. 1861).

1836 Eröffn. von „Vermont Asylum for the Insane" zu **Brattleboro,** Verm., Amer., unt. Dir. Dr. W. H. Rockwell f. 427 Kr.

1840 † Dr. **J. E. Dom. Esquirol** in Paris. 1810 Nachfolger von Pinel als Arzt an der Salpêtrière, 1817 psychiatr. Curse beginnend, 1825 dir. Arzt der Anstalt St. Maurice zu Charenton, an einem Lungencatarrh (geb. 2. Febr. 1772).

1848 Eröffn. von „Provincial Lunatic Asylum (Lancaster)" zu **St. John, N. B.,** Brit. Prov., Amer., f. 325 Kr. Dir. Dr. J. T. Steeves.

1863 † Dr. **Th. Archambault,** Dir. der Irrenanst. zu Maréville, dann in Charenton, in Paris 58 J. alt.

1879 Eröffn. des „Matley Hill Sanatorium" zu **St. Denis,** Maryland, Amer., unt. Dr. J. S. Conrad für 24 Kr.

13. 1871 Eröffn. des „New York City Asylum for the Insane" zu **Ward's Island,** N.-Y., Amer., unt. Dir. Dr. A. E. Macdonald f. 1357 M.

1877 Eröffn. von „Cromwell Hall" zu **Cromwell,** Connect., Amer., unter Dir. Dr. W. B. Hallock für 18 Kr.

1881 Eröffn. der Erziehungsanst. „Mariahilf" zu **Havixbeck,** Reg. Münster, für 20 epil. Kinder. Besitzerin: Lehrerin Feigelkemper.

14. *1716 † **W. Leibnitz,** Philosoph in Hannover (geb. 6. Juli 1646).

1797 Geb. Dr. **E. Huschke,** Prof. in Jena, zu Weimar; „Schädel, Hirn und Seele des Menschen und der Thiere" († 19. Juni 1858).

1864 Eröffn. der neu erbauten Irrenanst. zu **Waugeat,** Dép. Vienne (Haut), Frankr. mit 392 Betten. Pavillonform und 14 Hect.

15. 1871 50j. Doctor-Jubil. **Flemming's** in Schwerin, Meckl.

1872 Eröffn. des **Vereins** der Irrenärzte **Schlesiens** in Breslau unt. Prof. Dr. H. Neumann.

16. 1862 Eröffn. der neu erbauten Männerabth. in der reorganisirten Irrenanst. zu **Sorau.** Prov. Brandenb., unt. Dir. Dr. Karuth.

1877 „La société française de **tempérance,** Association contre l'abus des boissons alcooliques" zu **Paris** unter Präs. Edouard Laboulaye.

17. 1493 Geb. **Paracelsus,** gen. Bombastus ab Hohenheim († 24. Sept. 1541).

1794 Geb. Dr. **M. Martini,** em. Dir. der Irrenheilanst. Leubus, Schlesien, in Pirna († 11. Juli 1875).

1813 Geb. Dr. **Bulckens,** dirig. Arzt der Irrencolonie Gheel, Belg., zu Malines († 23. Oct. 1876 zu Gheel).

1853 Gründung des neugebauten Asyles **Schweizerhof** bei Berlin durch Dir. Dr. H. Laehr für Psychisch-Kranke weibl. Geschlechts. 1886 hinzugefügt Pavillons für nervenkranke Frauen.

1854 † Prof. Dr. **Berndt**, Dir. der Irrenanst. zu Greifswald, Pommern, 64 J. alt. Psychiatr. Klinik seit 1834.

1864 † Dr. **Ruer** zu Hamm, fr. Dir. der Irrenanst. Marsberg, Prov. Westphalen (geb. 30. Mai 1784).

1873 Eröffn. der Irrenheil- und Pflegeanst. „St. Josephshaus" zu **Hausen**, Gem. Remscheid, Kreis Neuwied, durch Lorenz Kröll, gen. Bruder Joseph, für 75 männl. Irre.

1879 † Dr. **H. Selmer**, Dir. der Irrenanst. zu Aarhus, Dänem., von 1852—1878, an Phthisis (geb. 18. März 1814).

1883 † Dr. **Thomas S. Kirkbride**, Dir. der Irrenanst. zu Philadelphia, Amer., seit 1. Jan. 1841 Dir. bis zu seinem Tode, nach mehrmaliger Pneumonie. Mitbegründer des Vereins der amerikan. Irrenärzte (geb. 31. Juli 1809).

18. 1812 Geb. Dr. **J. Borrel**, Dir. der Irrenanst. zu Préfargier, Schweiz († 23. Febr. 1873).

1839 Art. 7 und 10 der Ordonnanz in **Frankreich** verordnen, dass die Directoren und Chefärzte der Irrenanst. in ihnen wohnen.

19. 1860 Der Staatsrath in **Lausanne**, Schweiz, erlässt ein Reglement für Irrenanst. im Canton Vaud und am 4. Juli 1862 über die Aufnahmebedingungen.

1867 † Dr. **Fromentin-Dupeux**, Dir. der Irrenanst. von Lafont bei Rochelle, Frankr., 81 Jahre alt. Seit 1829 Director.

1880 Eröffn. der „Société française de **tempérance**" in Paris, Frankr.

1885 † Dr. **F. A. H. Voppel**, emer. Dir. der Landesanst. zu Colditz, Sachsen, zu Nossen bei Leipzig, an Herzlähmung (geb. 25. Nov. 1813).

1885 Feuer in der Zürcher kantonalen Irrenanst. **Burghölzli** Mittags. Ein brennender Cigarrenstummel hatte den Staub hinter der unteren Vergitterung des Dampfofens angebrannt, und die Verkohlung des Holzbodens setzte sich fort, bis der Fussboden durchgebrannt war. Bald gelöscht.

20\. 1811 Geb. Prof. **C. B. Reichert** in Rastenburg in Pr., Verf. „Ueber Bau und Entwicklung des Gehirns" († 21. Dec. 1883).

1814 Durch Ministerial-Decret wird die Anstalt zu **Maréville**. Frankr., für die Irren der Dép. la Meurthe, Ard., Haute-Marne, Meuse, Vosges, Moselle, Bas-Rhin und Doubs bestimmt unt. Dir. M. Gillet.

1864 Eröffn. von **Burntwood** Asylum, Lichfield, County Stafford, Engl., unt. Dir. Dr. R. Alex. Davis (1880 ins Privatleben zurückgetreten).

1865 Eröffn. der Kuranstalt für Nervenkranke zu **Blankenburg** im Harz durch Dr. O. Müller, der ersten „offenen Anstalt" in Deutschland. Vorher gegründet Privatirrenanst. am 6. Oct. 1861 in Helmstedt.

1873 † Dr. **W. Beschorner**, Dir. der Irrenanst. Owinsk, Prov. Posen (geb. 23. März 1806).

Eröffn. des „Illinois Southern Hospital for Insane" zu **Anna**, Illin., Amer., unter Dir. Dr. Horace Wardner für 600 Kr.

1877 † Dr. **Pierre Berthier**, seit 1867 resid. Arzt in Bicêtre in Paris, fr. Dir. der Irrenanst. in Bourg, Aix, 47 J. alt.

1880 In **Montpellier**, Frankr., wird ein **Lehr**stuhl der Psychiatrie nebst Klinik an der med. Fakultät errichtet und an Dr. Cavalier, dir. Arzt der Irrenanst., übergeben cf. 14. 10. 1870.

1884 In „**New-York** City Asylum" auf Ward's Isl., Amer., früh 10 Uhr **Feuer**, das 6 Stunden dauerte. Trotz 1400 männl. Irren unt. Dir. Dr. Macdonald kam Niemand um. Schaden ca. $^1/_2$ Millionen Mark.

21\. 1861 Gründung des **Vereins** für entlassene Geisteskranke (Skydsförening för Sinnerssjuke) in **Stockholm** durch Dr. Sondén, zunächst angeregt durch eine Schenkung der Sängerin Jenny Lind.

1862 Es **verbrannte** in „**Vermonth** Asylum", Amer., der Männerflügel nebst Mittelbau. Kranke gerettet.

22. 1775 Geb. Dr. **Hayner**, Dir. der Irrenanst. in Colditz, Königr. Sachsen, seit 5. Juli 1834 († 10. Oct. 1837).

1820 † Dr. **Vinc. Chiarugi**, Dir. der Irrenanst. Bonifacio zu Florenz, Ital. (geb. 20. Febr. 1759).

1848 † Dr. **James Prichard**, Präsident der Commis. of lunacy in London seit 1845 (geb. 11. Febr. 1786).

1857 In **Winnenthal**, Württ., fangen im Trockenlokale ausgelegte Gegenstände **Feuer**. Bald gelöscht.

1860 Ein **Decret** verordnet die Errichtung einer psychiatr. Klinik an der Univers. **Bologna**, Ital.

23. 1853 † Dr. **G. Blumroeder**, „Ueber das Irresein oder anthropolog. psychiatr. Grundsätze. Lpz. 1836" (geb. 27. Juni 1802).

1877 † Dr. **Albert von Zeller**, Dir. der Irrenanst. Winnenthal, Württ. (geb. 6. Nov. 1804).

1882 Attentat eines Kranken auf Dr. **Espian de Lamaestre**, ärztl. Dir. der Irrenanst. Ville-Evrard bei Paris. Schwere Verletzung des rechten Auges. Verfolgungswahn.

24. 1745 Geb. Dr. **Benj. Rush** in Philadelphia. „Medical inquiries and Observations upon the Diseases of the Mind" († 19. April 1813).

1811 Erste statistische Erhebung der Irren in Prov. **Westphalen** durch Dr. Stoll, die erste in Deutschland.

1827 † Dr. **A. Mueller**, Hofmedicus und Arzt der Irrenanst. am Juliushospital zu Würzburg (geb. 9. Aug. 1755).

25. 1709 Geb. Dr. **J. O. de la Mettrie**, Verf. von „l'homme machine" und „Hist. natur. de l'âme" zu St. Malo, Bretagne († 11. Nov. 1751).

1789 Geb. Dr. **Fr. G. Howitz**, Prof. in Kopenhagen, „Om Afcindighed og Tilregnelse, et Bidrag til Psychologien og Retalären 1824 (Zurechnungsfähigkeit). († 1826).

1881 † Dr. **Fr. Brierre de Boismont** zu St. Mandé bei Paris, Dir. einer Privatanst. in Faubourg St. Antoine (geb. 18. Oct. 1798).

26. 1798 Geb. Dr. **Am. Brigham** zu New-Marlborough, Mass., Dir. der Irrenanst. zu Utica, Herausg. des J. of Insan. († 8. Sept. 1849).

27. 1791 † Dr. J. **Monro**, Arzt in Bethlem, London (geb. 16. Nov. 1715).

1798 Geb. Dr. C. Fr. **Flemming**, em. Dir. der Irrenanst. Sachsenberg, Meckl., zu Jüterbock († 27. Jan. 1880).

1812 Decret des Grossherzogs von Darmstadt, betreffs Aufhebung des Klosters zu **Marsberg**, Westphalen.

1818 † Prof. **Ernst Platner** in Leipzig, an Wahnsinn (geb. 11. Juni 1744).

28. 1798 Geb. Prof. Dr. H. **Damerow**, Dir. der Irrenanst. zu Halle, in Stettin († 22. Sept. 1866).

1869 In der Irrenanst. de la Cellette zu **Monestier-Merlines**, Corrèze, Frankr., der Congregation der Frères de St. Marie de l'Assomption gehörig, brach früh 8 Uhr **Feuer** aus, das das Centralgebäude und einen Flügel zerstörte. Niemand verunglückte. Ursache unbekannt.

1880 † Dr. S. **Sinogowitz**, Verf. von „die Geistesstörungen in ihren organischen Beziehungen" (geb. 2. Jan. 1796).

29. 1689 † Th. **Sydenham** in London (geb. 1624 zu Windforth-Eagle in Dorset). „Hysterie und Hypochondrie."

1797 Geb. Dr. **Leuret**, Dir. einer Privatanst. in Paris, fr. Arzt von Bicêtre, in Nancy († 6. Jan. 1851).

30. 1644 † J. B. **van Helmont** bei Brüssel „Ortus medicinae. Amsted 1648. Demens idea." „Opuscula medica inaudita. Coelln 1644." Richtigere Auffassung der Psychosen. (Geb. 1577 zu Brüssel).

1791 Eröffn. der Irrenanst. **St. Georgen** bei Bayreuth, Bayern, unter Dr. Saher.

1806 Geb. Dr. **Luther V. Bell**, Dir. des McLean Asylum, Mass., Amer., zu Chester, New Hampshire († 11. Febr. 1862).

1849 Eröffn. der neuen Irrenanst. bei **Manchester**. Engl.

1879 † Dr. **Rüppell**, Dir. der Prov.-Irrenanst. in Schleswig (geb. 14. Juni 1808).

31. 1764 Gründung der Priv.-Irrenanst. zu **Rockwinkel** bei Bremen durch den holländischen Arzt Engelken.

1776 Geb. Dr. J. Ch. **Spurzheim**, Phrenologe, zu Longwich bei Trier († 10. Nov. 1834).

1838 Genehmigter Beschluss der Stände der Prov. Sachsen, eine Prov.-Irrenanst. bei **Halle** zu erbauen.

1848 Eröffn. der Irrenanst. **Préfargier**, Schweiz, unt. Dir. Dr. Bovet-Wolff, gebaut und erhalten durch Herrn de Meuron. — 1873 25j. Jubiläum unter Dir. Dr. Chatelain.

1857 Eröffn. der Kreisirrenanst. zu **Klingenmünster**, Bayern, unt. Dir. Dr. Dick, f. 300 Kr. Neubau für 620,000 Fl.